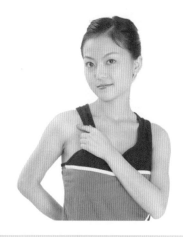
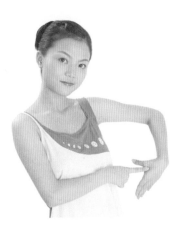
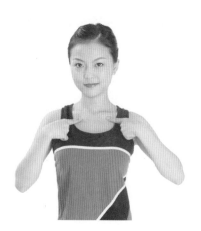

轻松艾灸

李 芳 ◎编著

一学就会

QING SONG AI JIU

YI XUE JIU HUI

U0307692

中国中医药出版社

·北 京·

图书在版编目（CIP）数据

轻松艾灸一学就会 / 李芳编著 . —北京：中国中医药出版社，2016.4
（家庭保健自疗全书最新彩图版）
ISBN 978–7–5132–3143–5

Ⅰ.①轻… Ⅱ.①李… Ⅲ.①艾灸—图解 Ⅳ.① R245.81–64

中国版本图书馆 CIP 数据核字（2016）第 010559 号

中 国 中 医 药 出 版 社 出 版
北京市朝阳区北三环东路 28 号易亨大厦 16 层
邮政编码　100013
传真　010 64405750
北京瑞禾彩色印刷有限公司印刷
各地新华书店经销
*
开本 787×1092　1/16　印张 9.25　字数 173 千字
2016 年 4 月第 1 版　2016 年 4 月第 1 次印刷
书号　ISBN 978–7–5132–3143–5
*
定价　48.00 元
网址　www.cptcm.com

社长热线　010 64405720
购书热线　010 64065415　010 64065413
微信服务号　zgzyycbs
书店网址　csln.net/qksd/
官方微博　http：//e.weibo.com/cptcm
淘宝天猫网址　http：//zgzyycbs.tmall.com

出版说明

　　保健在中国有着悠久的历史，早在春秋战国时期的中医学经典著作《黄帝内经》中就全面地总结了先秦时期的养生经验，明确提出"圣人不治已病治未病"的养生观点。数千年来，历代的中医药学家和养生学家不断地积累和总结流传于民间的养生保健经验，形成了很多有效的传统养生保健方法，比如按摩、艾灸、拔罐、耳穴疗法、食疗、针灸、五禽戏、太极拳等。除针灸外，其他方法大多普通老百姓可以自行操作。经常使用这些简便易行的方法，对养生保健、强身健体、预防疾病有特殊的疗效。

　　为此，我们策划了这套《家庭保健自疗全书最新彩图版》丛书，分为《轻松按摩一学就会》《轻松艾灸 一学就会》《轻松拔罐 一学就会》《耳穴治病 一学就会》《面诊治病 一学就会》，共5个分册。本套书全部选用彩色穴位图讲解，语言深入浅出，内容权威实用，从专业角度对中医传统治疗方法（如艾灸、拔罐、按摩等）进行了介绍，以简单易懂的语言讲述常见病症的保健和自疗法及操作技巧，更有日常生活中强身健体的贴心提示。

　　父母年事已高，做点什么能够益寿延年？儿女活泼可爱，怎么做才能健壮成长？你的他（她）每日操劳，做点什么能够对抗衰老？自己辛苦工作，怎么做才能减压防病？健康人怎么保健更合理？小毛病怎么自我调养好得快？在这套书里都能找到答案。

　　一书在手，让你远离疾病，健康常伴！

出版者

2016 年 1 月

CONTENTS 目 录 ▶▶▶

▶ 第一章 艾灸必修课 / 1

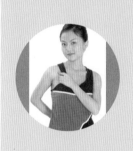

何为艾灸 ……………………………………… 3

艾的由来 ……………………………………… 4

艾的特性 ……………………………………… 5

艾灸的特点和功用 ………………………… 6

艾叶应如何保藏 …………………………… 7

家庭常用艾灸方法 ………………………… 8

如何找准穴位 ……………………………… 13

艾灸常用的穴位 …………………………… 17

艾灸的适用范围 …………………………… 25

艾灸的禁忌 ………………………………… 26

艾灸前的准备 ……………………………… 27

怎样掌握好灸量 …………………………… 28

艾灸后的反应 ……………………………… 29

艾灸后的防护 ……………………………… 30

艾灸的注意事项 …………………………… 31

艾灸异常情况处理 ………………………… 32

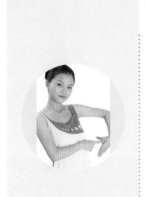

感冒 …………………………………… 37

咳嗽 …………………………………… 39

慢性支气管炎 ………………………… 41

失眠 …………………………………… 43

周围性面瘫 …………………………… 45

胃痛 …………………………………… 47

呃逆 …………………………………… 49

慢性腹痛 ……………………………… 51

慢性腹泻 ……………………………… 53

便秘 …………………………………… 55

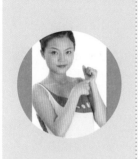

落枕 ································· 59

颈椎病 ······························· 61

肩关节周围炎 ······················· 63

网球肘 ····························· 65

手腱鞘炎 ··························· 67

腰肌劳损 ··························· 69

腰椎间盘突出 ······················· 71

膝关节骨性关节炎 ··················· 73

扭伤 ······························· 75

足跟痛 ····························· 77

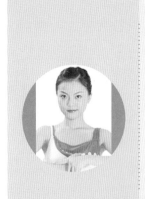

乳腺增生 ……………………………… 81

原发性痛经 …………………………… 83

胎位不正 ……………………………… 85

产后乳少 ……………………………… 87

慢性盆腔炎 …………………………… 89

更年期综合征 ………………………… 91

小儿厌食症 …………………………… 93

小儿疳积（小儿营养不良）………… 95

小儿腹泻 ……………………………… 97

小儿遗尿症 …………………………… 99

小儿脑性瘫痪 ………………………… 101

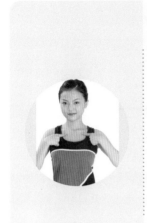

除眼袋 ······················· 105

消黑眼圈 ······················· 107

祛除黄褐斑 ······················· 109

远离痤疮 ······················· 111

抗衰老 ······················· 113

丰胸 ······················· 115

帮肝脏“减肥” ······················· 117

腹腰部塑形 ······················· 119

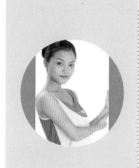

预防感冒灸法 …………………………… 123

延年益寿灸法 …………………………… 125

补肾强身灸法 …………………………… 127

健脾和胃灸法 …………………………… 129

养心安神灸法 …………………………… 131

眼睛保健灸法 …………………………… 133

老年保健养生灸法 ……………………… 135

小儿强身保健灸法 ……………………… 137

第一章

艾灸必修课

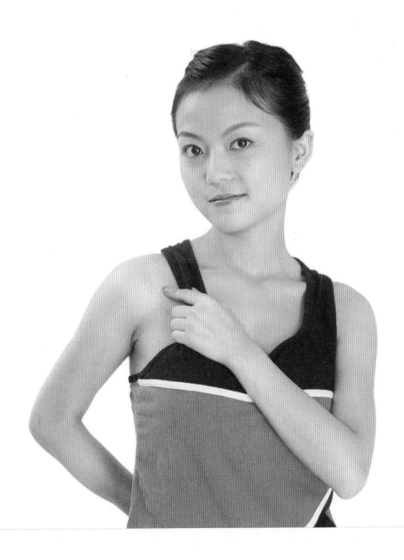

何为艾灸

据说，古代日本东京有一个万姓家族，人人都长寿。最年长者174岁，其妻173岁，儿子153岁，孙子105岁。好事者想知道其家族长寿的秘密，于是深入其居住的村子里调查，发现该村人人都长寿，但却没有发现他们长寿的秘密，他们的饮食起居也与其他人没有什么两样。调查者很是不解。终于有一天，这个长寿的秘诀还是被那个年龄最长的老者道破。当时，当地新建成了一座桥，德川将军（当时日本的实际统治者）请年龄最长的老者第一个踏桥渡河，举行"初渡"仪式。渡完河后，德川将军问老者为何如此长寿，老者答道："其实并没有什么特别的秘诀，只是在我们当地有个习俗，祖传每月月初连续灸三里穴八天，始终不渝，仅此而已。"从此，灸足三里穴这个长寿秘诀也因之广为流传。

这个"灸"就是我们要说的艾灸，它是中华民族传统医疗手段上的一大发明，早在公元550年就经朝鲜传入日本。艾灸就是将艾叶作成的艾炷或艾条点燃后直接或间接放在人体局部进行熏烤的方法，熏烤时皮肤表面会有灼热感，体内会有温热感，这种温热刺激可以起到防病保健的作用。药王孙思邈幼时多病，中年常用艾灸保健，常弄"艾火遍身烧"，93岁仍然耳聪目明。中国民间至今还流传着"家有三年艾，郎中不用来"的谚语，艾灸虽有"能透诸经而除百病"之说，却不意味着有病不用看医生。艾灸是人体自身的有限调节，一旦疾病发展超过自身调节，就要求助医生了。

艾的由来

　　艾文化由来已久，早在《诗经》时代，艾草就已经是很重要的民生植物。有关艾的由来，还有一段传说。相传，武王身边有一位名医叫萧艾，有一天，他泻痢多日后卧倒于军帐中，为了医治病情危急的将士，他带病出诊，却不小心被驱蚊的野草火堆绊了一跤，被火烧伤。但当他给将士诊治时，意外地发现自己的病痛痊愈了，而身上却多了好几处伤痕。于是他突发奇想，用无名野草点火烧灼病患身体的相应位置，凡是被烧灼过的将士病情都好转了，武王大赞萧艾，萧艾不敢居功，答曰："此乃野草之功。"武王宣告全军："野草本无名，从今以萧艾、艾蒿之名名之。"

　　由于艾的功用较大，古人对其赋予了诸多美誉，如尊称老者为"艾"，形容年轻美貌女性为"少艾"，《诗经》称保养为"保艾"，《史记》把太平无事也写作"艾安"等，可见古人对艾的厚爱。

艾的特性

艾，又名家艾、艾蒿，是一种菊科多年生草本药用植物，生长于山野，表面深绿色，背面灰色有茸毛。有芳香气味，一般在农历的 4～5 月采集，叶入药用。以湖北蕲州者为佳，叶厚而绒多，称为蕲艾。

古代有句民谚："清明插柳，端午插艾。"在民间，老百姓每年五月初五端午节那天，都会将艾悬挂于房屋内，或点燃熏烟，或将其叶剪成虎形佩带在身上，用来祈求全家老小健康平安，避邪驱瘴。因此，也有人称端午节是中国古代的卫生节。为什么古代人民对艾叶的辟邪作用深信不疑呢？原来，古时候，当瘟疫肆虐时，

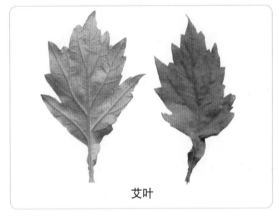

艾叶

一个村庄里有很多人因感染瘟疫而死亡，村民们认为那些被瘟疫感染的人是"中邪"或"撞鬼"，而那些在家里悬挂艾叶或熏艾的村民都没有被瘟疫感染，因此他们坚信艾叶有辟邪的作用。时至今日，有的山村里还流传用艾绒做肚兜的民俗，老人带了可以不怕冷，幼儿带了可治疗因受寒引起的腹泻，妇女带了可以治疗受凉引起的月经不调。其实，现代科技证明，艾的枝叶内含丰富的芳香油，具有消炎、杀菌、防病作用，从而达到预防瘟疫传染的效果。可见，古人以"食艾糕，饮艾酒，熏艾叶"的民俗来辟邪祛病也是足有科学依据的。

艾叶用于灸法，主要是因为艾叶中纤维质较多，水分较少，含有许多可燃的有机物，燃烧时热力温和，能穿透皮肤，直达深部，经久不消，是理想的灸疗原料。如果用普通火热，只感觉皮肤表层有灼痛，没有温煦散寒的作用。艾叶能通十二经气血，能回垂绝之元阳，内服可治疗宫寒不孕、行经腹痛、崩漏带下，外用能强壮元阳、温通经脉、祛风散寒、舒筋活络、回阳救逆，故有艾叶可灸百病之说。体质虚寒者，艾灸能补虚散寒，肝气郁结者，艾灸能疏肝解郁；有病的能治病，无病者灸之可以健身延年。

艾灸的特点和功用

艾灸具有操作安全、效果明显、简便易行、经济实用、适应证广等优点，几乎没有什么毒性和副作用，只要认真按照治疗原则和施灸方法操作，对人体一般不会产生不良反应。

中医学认为，艾灸有通经活络、行气活血、祛湿逐寒、调节阴阳、回阳救逆、防病保健的作用，它对人体是一种良性刺激，能抑制脏腑功能亢进，也可以使衰退的脏腑功能趋向生理的平衡状态。

现代医学研究表明，艾灸可以提高人体免疫力，能影响 T 淋巴细胞数目和功能，提高白细胞和巨噬细胞的吞噬能力，特别是灸后能使 T 淋巴细胞高值降低、低值升高，说明艾灸有双向调节功能。简而言之，施灸对人体的血压、呼吸、脉搏、心率、血管、神经均有调节作用，能使白细胞、红细胞、血红蛋白、血小板明显增高，降低胆固醇、血沉，缩短凝血时间，调节血糖、血钙水平及内分泌系统的功能。

艾叶应如何保藏

　　由于艾叶吸水性强，容易受潮，保藏不善容易霉烂虫蛀，影响燃烧效果。所以平时应将艾绒、艾炷或艾条保藏在干燥处，或密闭于干燥容器内。每年天气晴朗的时候要重复暴晒几次，以防潮湿和霉烂。

家庭常用艾灸方法

家庭常用艾灸方法主要有5种，即直接灸、艾条灸、温灸器灸、隔物灸和热敏灸疗法。这几种艾灸的方法原理相同，都是用点燃的艾炷或艾条熏灸人体腧穴，从而达到治病养生的作用，下面详细介绍这几种艾灸的方法。

1. 直接灸

直接灸是以艾绒捏成的圆锥体（也叫艾炷），直接放于身体穴位和痛处点燃施灸的方法。在古代最盛行，直接灸有时会产生化脓甚至结痂，古代称为"瘢痕灸"，认为要灸到化脓才说明病邪排出了体外。瘢痕灸所带来的剧痛、体表损伤及影响美容的瘢痕，现代人很难接受，运用的较少。现代家庭保健灸若采用直接灸，则须选择"无瘢痕灸"，即用少许蒜汁或油脂先涂抹于穴位和痛处皮肤表面，再将艾炷黏置于选定的穴位上点燃施灸，灸到皮肤稍觉烫或局部有温热感时，立即用镊子或筷子将艾炷夹去，更换新的艾炷，一般灸5~8壮，切忌等艾火烧到皮肤才移去，这种方法同样可以起到类似瘢痕灸的作用。

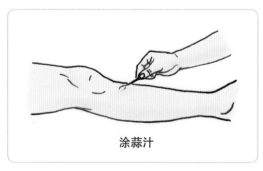

涂蒜汁

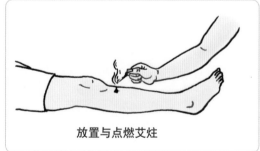

放置与点燃艾炷

2. 艾条灸

艾条灸又称悬灸，是以艾绒制成长条（称为清艾条），将艾条的一端点燃后，在穴位上熏灸或灼烫的方法。若在艾绒中加入性温芳香药物制成艾条（称为药艾条）进行熏灸，则叫作"药条灸"。艾条灸的操作方法分为温和灸、回旋灸、雀啄灸三种。

（1）温和灸：指将艾条燃着端与施灸部位的皮肤保持一定距离，在灸治过程中使患者只觉有温热而无灼痛的一种艾条悬起灸法。一般多用清艾条，操作方法为将艾条燃着一端在所选定之穴位上空熏灸，先反复测度距离，至患者感觉局部温热舒适而不灼烫，即固定不动（即定点定距灸），一般距皮肤约3厘米。每次灸10～15分钟，以施灸部位出现红晕为度。其作用温和，适用广泛，最适合患慢性病或年老、体弱者，还能消疲劳、防感冒，也很适合家庭保健。

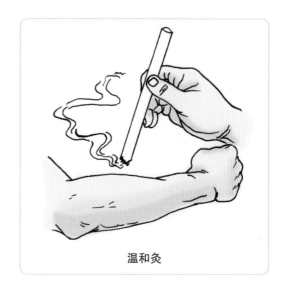

温和灸

　　（2）回旋灸：指将燃着的艾条在穴区上方作往复回旋的移动（即定距不定点灸）的一种艾条悬起灸法。回旋灸的艾条分为清艾条和药艾条。操作方法有两种：一种为平面回旋灸，即将艾条点燃端先在选定的穴区或患部熏灸测试，至局部有灼热感时，即在此距离作平行往复回旋施灸，每次灸20～30分钟，视病灶范围，尚可延长灸治时间，以局部潮红为度，此法用于灸疗面积较大之病灶；一种为螺旋式回旋灸，即将灸条燃着端反复从离穴区或病灶最近处，由近及远呈螺旋式施灸，本法适用于病灶较小的痛点以及治疗急性病证，其热力较强，以局部出现深色红晕为宜。

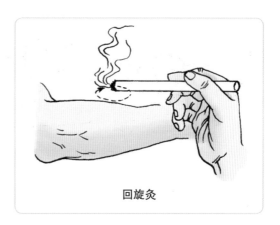

回旋灸

　　（3）雀啄灸：是指将艾条燃着端对准穴区一起一落地进行灸治。施灸动作类似麻雀啄食，故名。操作方法为取清艾条或药艾条一支，将艾条燃着端对准所选穴位，采用类似麻雀啄食般一起一落忽近忽远的手法施灸（即定点不定距灸），给以较强烈的温热刺激，一般每

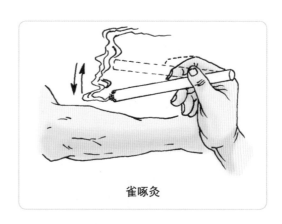

雀啄灸

次灸治5~10分钟。亦有以艾条靠近穴区灸至患者感到灼烫时提起为一壮，如此反复操作，每次灸3~7壮。不论何种操作，都以局部出现深红晕湿润或患者恢复知觉为度。对小儿患者及皮肤知觉迟钝者，医者宜以左手食指和中指分置穴区两旁，以感觉灸热程度，避免烫伤。雀啄灸治疗一般每日1~2次，10次为1疗程，或不计疗程。此法热感较其他悬灸法为强，多用于急症和较顽固的病证。

3. 温灸器灸

是将艾绒或艾条段点燃后放置在艾灸器内施灸的方法。温灸器是现代人通过对艾灸的研究，结合现代科技研发的更适合现代人养生保健的艾灸器具。它的优点是可以固定在身上，更方便，不用刮灰，节省耗材，更加温和，刺激性小，艾烟更少。现在市场上多见的有铜制艾灸罐、木制艾灸盒，还有竹子制成的。效果最好的是铜质的，其导热性、恒温性、耐用性较好。

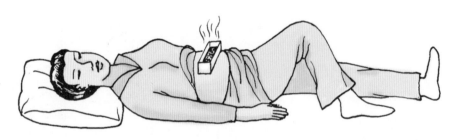

温灸器灸

4. 隔物灸

隔物灸又称"间隔灸"，是在皮肤和艾炷之间隔上某种物品而施灸的一种方法。根据所隔药物的不同，又分为隔姜灸、隔蒜灸、隔盐灸、隔附子饼灸等。隔物灸火力温和，同时具有艾灸和所加药物的双重作用。其机理主要由其中所添加垫物的性质而决定，如隔姜灸、隔附子饼灸可以加强其温阳补益的作用，多用于补虚助阳。

（1）隔姜灸：取新鲜的生姜，切成比一元硬币略厚的薄片，中间用缝衣针或牙签扎3~5个小孔，放在选定的穴位上，再将艾炷放在姜片上，用火点燃艾炷尖，当艾灸局部感到灼痛时，可以将姜片稍稍提起，等灼痛消失后再放下，再行灸治，反复进行直至局部皮肤潮红为止。生姜性温味辛，具有助阳散寒、温中止呕的作用。常用于虚寒性疾病，如风寒感冒、咳嗽、胃寒呕吐、腹痛腹泻等。

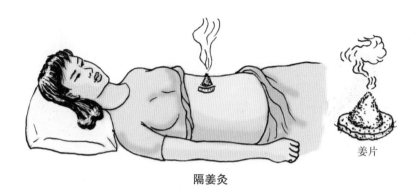

隔姜灸

姜片

（2）隔蒜灸：取新鲜的独头大蒜，切成比一元硬币略厚的薄片，中间用缝衣针或牙签扎 3～5 个小孔，放在选定的穴位或肿块上，再将艾炷放在蒜片上，用火点燃艾炷尖，当艾灸局部感到灼痛时，可以将蒜片稍稍提起，等灼痛消失后再放下，再行灸治，反复进行直至局部皮肤潮红为止。大蒜味辛，性温，有解毒、健胃、杀虫等作用。常用于腹中积块、未溃疮疖等。

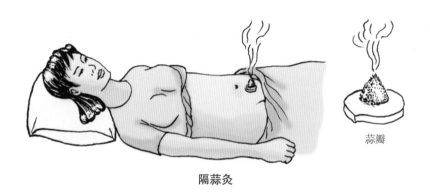

隔蒜灸

蒜瓣

（3）隔盐灸：又称神阙灸，只用在肚脐。被灸者仰卧屈膝，用纯白干燥的食盐填平肚脐，取新鲜的生姜，切成比一元硬币略厚的薄片，中间用缝衣针或牙签扎 3～5 个小孔，放在脐上，再将艾炷放在姜片上，用火点燃艾炷尖，当艾灸局部感到灼痛时，可以将姜片稍稍提起，等灼痛消失后再放下，再行灸治，反复进行直至局部皮肤潮红为止。放姜片的目的是隔开食盐和艾炷的火源，以免食盐遇火起爆，导致烫伤。常用于急性腹痛、吐泻、痢疾、四肢厥冷和虚脱等病症。

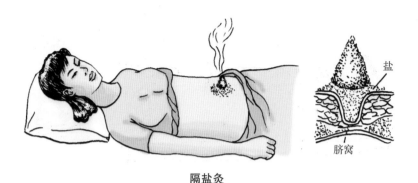

脐窝

盐

隔盐灸

5. 热敏灸

又称热敏悬灸，全称"腧穴热敏化艾灸新疗法"，简称"热敏灸"，属于针灸的一种，采用点燃的艾条产生的艾热悬灸热敏态穴位，可以出现透热、扩热、传热、局部不（微）热远部热、表面不（微）热深部热、非热觉等热敏灸感和经气传导等热敏现象。此法不用针，不接触人体，无伤害，无痛苦，无副作用，效果却超过传统艾灸疗法。该疗法对前列腺炎、阳痿早泄、性冷淡、肠胃不适、肩颈不适、腰腿不舒、腰肌劳损、妇科炎症、月事异常、痛经、乳腺小叶增生、风湿、类风湿、面瘫及各类慢性退行性、功能性病变有非常独特的疗效。

操作方法：用点燃的热敏灸艾条在距离皮肤 3 厘米左右施行温和灸，当患者感受到艾热向皮肤深处透入或出现其他热敏现象时，此点即为热敏穴，在热敏穴上用温和灸的方法施灸，灸至热敏现象消失为一次施灸剂量。完成一次热敏灸的治疗剂量因人而异，一般为 5 ~ 100 分钟不等，每日 1 次。

如何找准穴位

我们的身体分布着许多经络和穴位，如肺经、胃经、膀胱经……中医所谓的"穴位"，是气血汇集之地。如何找准穴位，首先要知道穴位的定位方法，下面介绍一些找准穴位的方法。

1. 手指同身寸法

手指同身寸法是最常用、最简便的方法，以手指为标志设定尺寸丈量穴位位置。

1寸：中指弯曲如"7"时，取其中节上下两横纹头之间的距离。

3寸：伸直手指，以中指中节横纹处为准，自食指至小指四指并拢的宽度距离。

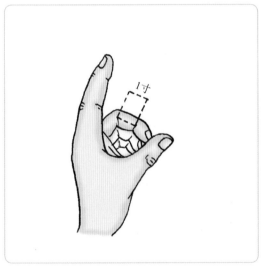 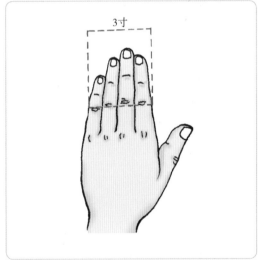

2. 骨度分寸法

骨度分寸法，是以体表骨节为标志设定尺寸来确定穴位的位置。

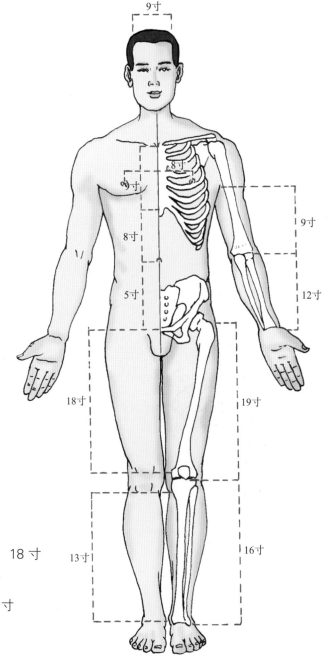

【头部】

前发际至后发际：12 寸

前额两发角之间：9 寸

耳后两乳突之间：9 寸

【胸腹部】

胸骨上缘至胸剑联合：9 寸

胸剑联合至脐中：8 寸

脐中至耻骨联合上缘：5 寸

两乳头之间：8 寸

【背部】

两肩胛骨内侧缘之间：6 寸

【身侧部】

腋以下至 11 肋端：12 寸

【上肢部】

腋前纹头至肘横纹：9 寸

肘横纹至腕横纹：12 寸

【下肢部】

耻骨联合上缘至股骨内侧髁：18 寸

胫骨内侧髁至内踝尖：13 寸

股骨大转子至髌骨下缘：19 寸

臀横纹至腘横纹：14 寸

髌骨下缘至外踝尖：16 寸

外踝尖至足底：3 寸

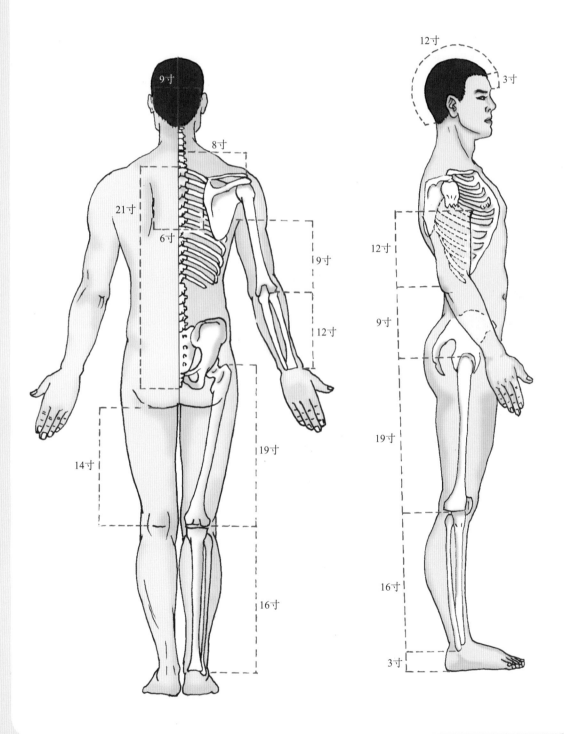

3.脊椎定位法

脊椎定位法，是以脊椎的位置来定位背部穴位的方法。

人的脊椎主要由 7 个颈椎、12 个胸椎、5 个腰椎、1 块骶骨、1 块尾骨组成。我们在数这些椎骨的时候，其实不需要每次都从最上面的椎骨开始数起，以下 3 个方法可以帮助你快速准确地找到脊椎和穴位。

方法 1：头往前低下时，脖子后面所凸出的一块骨突，就是第 7 颈椎棘突，而第 7 颈椎下面的骨突处，即是第 1 胸椎棘突。

方法 2：左右肩胛骨下端的连线，正好经过第 7 胸椎棘突下方。

方法 3：腰的左右两边有极突出的髂骨（为髋骨最上部），其连线正好经过第 4 腰椎棘突下方，也就是我们平常系腰带的位置。

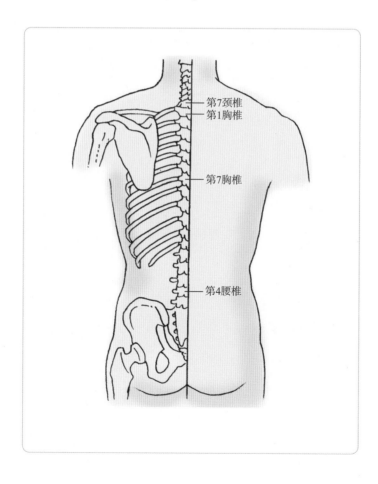

艾灸常用的穴位

【头部正面】

印堂：正坐或仰卧取穴，在额部，两眉头的中间。

睛明：正坐或仰卧取穴，在面部，内眼角外上方的凹陷处。

四白：正坐或仰卧取穴，在面部，瞳孔直下 1 寸，眶下孔凹陷处。

承浆：正坐或仰卧取穴，在面部，颏唇沟的正中凹陷处。

承泣：正坐或仰卧取穴，在面部，瞳孔直下，眼球与眶下缘之间。

巨髎：正坐或仰卧取穴，在面部，瞳孔直下，平鼻翼下缘处，鼻唇沟外侧。

地仓：正坐或仰卧取穴，在面部，口角外侧，上对瞳孔。

人中：正坐或仰卧取穴，在面部，人中沟的上 1/3 与下 2/3 的交点处。

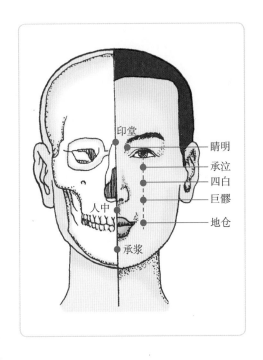

【头部侧面】

太阳：正坐或侧卧取穴，在颞部，眉梢与目外眦之间，向后约一横指的凹陷处。

百会：正坐或侧卧取穴，在头顶部，两耳尖连线的中点处。

上星：正坐或侧卧取穴，在前额部，前发际正中直上 1 寸。

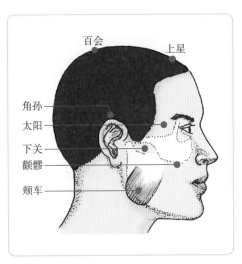

角孙：正坐或侧卧取穴，在头侧部，折耳郭向前，耳尖直上入发际处。

下关：正坐或侧卧取穴，在耳前方，颧弓与下颌切迹所形成的凹陷处。

颊车：正坐或侧卧取穴，在下颌角前上方一横指，咀嚼时咬肌隆起处。

颧髎：正坐或侧卧取穴，在面部，外眼角直下，颧骨下缘凹陷处。

【头部后面】

风池：俯伏卧位取穴，在项部，枕骨之下，胸锁乳突肌与斜方肌上端之间的凹陷处。

风府：俯伏卧位取穴，在项部，后发际正中直上 1 寸，枕外隆凸直下，两侧斜方肌之间的凹陷处。

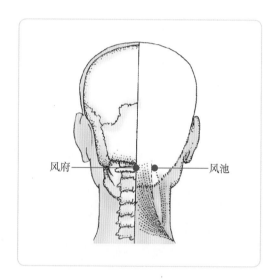

【背腰部】

大椎：俯伏卧位取穴，在后正中线上，第 7 颈椎棘突下凹陷处。简易取穴：低头时后颈部可摸到最凸出的骨头，其下即该穴。

肩井：俯伏卧位取穴，在大椎与锁骨外侧端的中点处，即肩膀最高处。

天宗：俯伏卧位取穴，在肩胛部，冈下窝中央凹陷处，平第 4 胸椎。简易取穴：正坐，自然垂臂，自己的右手搭上左肩，右手掌贴在左肩外 1/2 处，手指自然垂直，中指指尖所在的凹陷处即该穴。

肺俞：俯伏卧位取穴，在背部，第 3 胸椎棘突下，旁开 1.5 寸。简易取穴：两肩胛冈的连线恰通过第 3 胸椎棘突，其下方旁开 1.5 寸即该穴。

心俞：俯伏卧位取穴，在背部，第 5 胸椎棘突下，旁开 1.5 寸。简易取穴：两

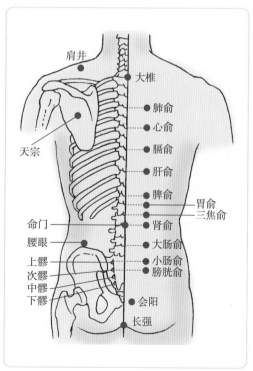

肩胛冈的连线恰通过第 3 胸椎棘突，往下数 2 个胸椎的棘突下方旁开 1.5 寸即该穴。

膈俞：俯伏卧位取穴，在背部，第 7 胸椎棘突下，旁开 1.5 寸。简易取穴：两肩胛骨下角的连线恰通过第 7 胸椎棘突，其下旁开 1.5 寸即该穴。

肝俞：俯伏卧位取穴，在背部，第 9 胸椎棘突下，旁开 1.5 寸。简易取穴：两肩胛骨下角的连线恰通过第 7 胸椎棘突，往下数 2 个胸椎的棘突下方旁开 1.5 寸即该穴。

脾俞：俯伏卧位取穴，在背部，第 11 胸椎棘突下，旁开 1.5 寸。简易取穴：两肩胛骨下角的连线恰通过第 7 胸椎棘突，往下数 4 个胸椎的棘突下方旁开 1.5 寸即该穴。

胃俞：俯伏卧位取穴，在背部，第 12 胸椎棘突下，旁开 1.5 寸。简易取穴：两肩胛骨下角的连线恰通过第 7 胸椎棘突，往下数 5 个胸椎的棘突下方旁开 1.5 寸即该穴。

三焦俞：俯伏卧位取穴，在腰部，第 1 腰椎棘突下，旁开 1.5 寸。简易取穴：两侧髂嵴最高点的连线恰通过第 4、5 腰椎棘突之间的缝隙，往上数 3 个缝隙旁开 1.5 寸即该穴。

肾俞：俯伏卧位取穴，在腰部，第 2 腰椎棘突下，旁开 1.5 寸。简易取穴：两侧髂嵴最高点的连线恰通过第 4、5 腰椎棘突之间的缝隙，往上数 2 个缝隙旁开 1.5 寸即该穴。

大肠俞：俯伏卧位取穴，在腰部，第 4 腰椎棘突下，旁开 1.5 寸。简易取穴：两侧髂嵴最高点的连线恰通过第 4、5 腰椎棘突之间的缝隙，此缝隙旁开 1.5 寸即该穴。

腰眼：俯伏卧位取穴，在腰部，第 4 腰椎棘突下，旁开 3.5 寸。简易取穴：两侧髂嵴最高点的连线恰通过第 4、5 腰椎棘突之间的缝隙，此缝隙旁开 3.5 寸即该穴。

小肠俞：俯伏卧位取穴，在骶部，第 1 骶后孔旁开 1.5 寸。简易取穴：两侧髂嵴最高点的连线恰通过第 4、5 腰椎棘突之间的缝隙，往下数 2 个缝隙旁开 1.5 寸即该穴。

膀胱俞：俯伏卧位取穴，在骶部，第 2 骶后孔旁开 1.5 寸。简易取穴：两侧髂嵴最高点的连线恰通过第 4、5 腰椎棘突之间的缝隙，往下数 3 个缝隙旁开 1.5 寸即该穴。

八髎：俯伏卧位取穴，即骶椎两侧的上髎、次髎、中髎、下髎，左右共 8 个穴。简易取穴：将食指尖按在小肠俞与后正中线的中点，小指按在尾骨上方小黄豆大的圆骨突起上，中指与无名指等距离分开按放，各手指尖所达到处自上向下依次为上髎、次髎、中髎、下髎。

长强：俯伏卧位取穴，在尾骨端与肛门连线的中点处。

命门：俯伏卧位取穴，在腰部，第 2 腰椎棘突下。简易取穴：两侧髂嵴最高点的连线恰通过第 4、5 腰椎棘突之间的缝隙，往上数 2 个缝隙即该穴。

会阳：俯伏卧位取穴，在骶部，尾骨尖旁开 0.5 寸。

【胸腹部】

中府：仰卧位取穴，在胸前壁外上方，平第1肋间隙，距前正中线6寸。简易取穴：先摸到锁骨，往外推可摸到一个明显的凹陷，即锁骨下窝，其下方1寸即该穴。

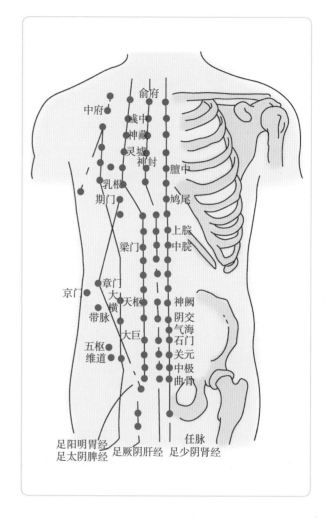

膻中：仰卧位取穴，在胸部，人体前正中线上，平第4肋间。简易取穴：两乳头连线的中点。

俞府：仰卧位取穴，在胸部，锁骨下端凹陷中，前正中线旁开2寸。

彧中：仰卧位取穴，在胸部，俞府下1寸6分处，第1肋间隙，前正中线旁开2寸。简易取穴：两乳头连线恰通过第4肋间隙，往上数3间隙，前正中线旁开2寸即该穴。

神藏：仰卧位取穴，在胸部，彧中下1寸6分处，第2肋间隙，前正中线旁开2寸。简易取穴：两乳头连线恰通过第4肋间隙，往上数2间隙，前正中线旁开2寸即该穴。

灵墟：仰卧位取穴，在胸部，神藏下1寸6分处，第3肋间隙，前正中线旁开2寸。简易取穴：两乳头连线恰通过第4肋间隙，往上数1间隙，前正中线旁开2寸即该穴。

神封：仰卧位取穴，在胸部，灵墟下1寸6分处，第4肋间隙，前正中线旁开2寸。简易取穴：两乳头连线恰通过第4肋间隙，前正中线旁开2寸即该穴。

乳根：仰卧位取穴，在胸部，乳头直下，第5肋间隙，前正中线旁开4寸。简易取穴：两乳头连线恰通过第4肋间隙，往下数1间隙，乳头直下即该穴。

期门：仰卧位取穴，在胸部，乳头直下，第6肋间隙，前正中线旁开4寸。简易取穴：两乳头连线恰通过第4肋间隙，往下数2间隙，乳头直下即该穴。

鸠尾：仰卧位取穴，在上腹部，前正中线上，胸剑联合部下 1 寸。

上脘：仰卧位取穴，在上腹部，前正中线上，脐中上 5 寸。

中脘：仰卧位取穴，在上腹部，前正中线上，脐中上 4 寸。

梁门：仰卧位取穴，在上腹部，前正中线旁开 2 寸，脐中上 4 寸。

章门：仰卧位取穴，在侧腹部，第 11 肋游离端的下方。

带脉：仰卧位取穴，在侧腹部，章门下 1.8 寸，第 11 肋游离端下方垂线与脐水平线的交点处。

京门：仰卧位取穴，在侧腰部，章门后 1.8 寸，第 12 肋游离端的下方。

五枢：仰卧位取穴，在侧腹部，髂前上棘前方，横平脐下 3 寸处。

维道：仰卧位取穴，在侧腹部，髂前上棘前下方，五枢前下 0.5 寸。

神阙：仰卧位取穴，在腹中部，脐中央。

天枢：仰卧位取穴，在腹中部，脐中旁开 2 寸。

大横：仰卧位取穴，在腹中部，脐中旁开 4 寸。

阴交：仰卧位取穴，在下腹部，前正中线上，脐中下 1 寸。

气海：仰卧位取穴，在下腹部，前正中线上，脐中下 1.5 寸。

石门：仰卧位取穴，在下腹部，前正中线上，脐中下 2 寸。

关元：仰卧位取穴，在下腹部，前正中线上，脐中下 3 寸。

中极：仰卧位取穴，在下腹部，前正中线上，脐中下 4 寸。

曲骨：仰卧位取穴，在下腹部，前正中线上，耻骨联合上缘的中点处。

大巨：仰卧位取穴，在下腹部，脐下 2 寸，前正中线旁开 2 寸。

【上肢部】

内关：腕横纹上 2 寸，掌长肌腱与桡侧腕屈肌腱之间。

肩髃：肩部，臂外展或向前平伸时，肩峰前下方的凹陷处。

曲池：肘部，肘横纹外侧端。

少冲：小指桡侧，指甲角的根部。

劳宫：手掌心，第 2、3 掌骨间偏于第 3 掌骨。简易取穴：握拳屈指时中指尖处。

天泉：腋前纹头下 2 寸。

合谷：将一手拇指指关节横纹放在另一手虎口处的指蹼缘上，拇指尖下即该穴。

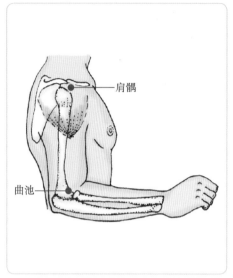

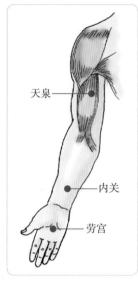

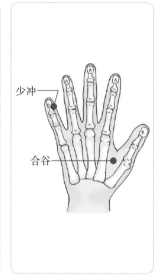

【下肢内侧面】

涌泉：仰卧位取穴，在足底部，足跖屈时足前部凹陷处。

三阴交：仰卧位取穴，在小腿内侧，内踝尖上 3 寸，胫骨内侧缘后方。

阴陵泉：仰卧位取穴，在小腿内侧，胫骨内侧髁后下方凹陷处。

地机：仰卧位取穴，在小腿内侧，阴陵泉下 3 寸。

血海：仰卧位取穴，在大腿内侧，髌底内侧端上 2 寸，绷腿时股四头肌内侧头的隆起处。

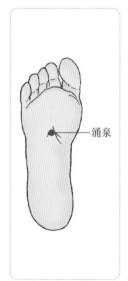

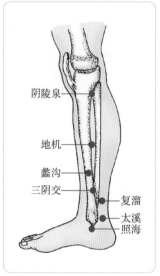

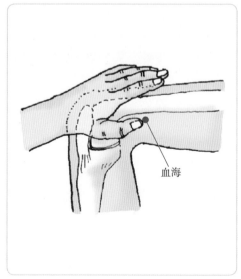

照海：仰卧位取穴，在足内侧，内踝尖下方凹陷处。

太溪：仰卧位取穴，在足内侧，内踝尖与跟腱之间的凹陷处。

复溜：仰卧位取穴，在小腿内侧，太溪上 2 寸。

蠡沟：仰卧位取穴，在小腿内侧，足内踝尖上 5 寸，胫骨内侧面的中央。

【下肢前外侧面】

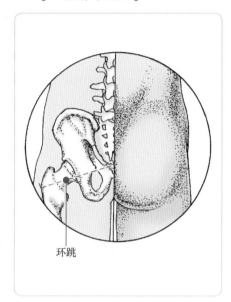
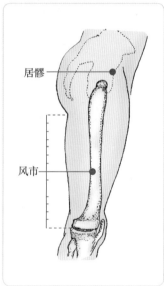
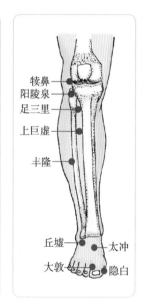

居髎：侧卧位取穴，髋部，髂前上棘与股骨大转子最凸点连线的中点处。

环跳：侧卧位取穴，屈股，股骨大转子最凸点与骶管裂孔连线的中外 1/3 交点处。

风市：侧卧位取穴，在大腿外侧部的中线上，腘横纹上 7 寸。简易取穴：直立垂手时，中指尖所指处。

犊鼻：仰卧位取穴，在膝部，髌骨与髌韧带外侧凹陷处。

足三里：仰卧位取穴，在犊鼻下 3 寸，距胫骨前缘一横指。

阳陵泉：仰卧位取穴，在小腿外侧，腓骨小头前下方凹陷处。

上巨虚：仰卧位取穴，在犊鼻下 6 寸，距胫骨前缘一横指，即足三里下 3 寸。

丰隆：仰卧位取穴，在外踝尖上 8 寸，距胫骨前缘二横指。

丘墟：仰卧位取穴，在足外踝的前下方，趾长伸肌腱的外侧凹陷处。

太冲：仰卧位取穴，在足背侧，第 1、2 跖骨结合部之前的凹陷处。

大敦：仰卧位取穴，在足踇中趾末节外侧，距趾甲角 0.1 寸。

隐白：仰卧位取穴，在足踇趾末节内侧，距趾甲角 0.1 寸。

【下肢后面】

承山：俯卧位取穴，伸直小腿或足跟上提时，腓肠肌肌腹下出现的尖角凹陷处。

委中：俯卧位取穴，腘横纹中点，股二头肌腱与半腱肌肌腱的中间。

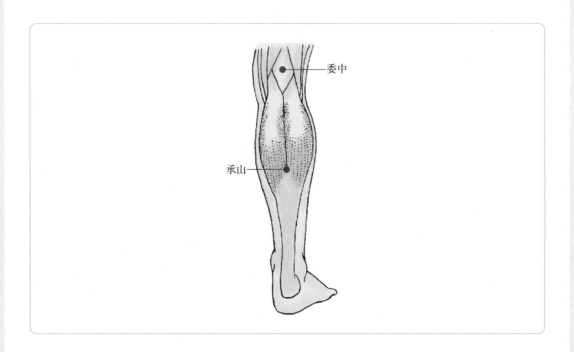

艾灸的适用范围

艾灸的适应证约有 200 种，主要分为以下几类：

1. 内科病症

感冒、慢性支气管炎、呃逆、慢性胃炎、胃下垂、风湿性关节炎、肥胖病、中风、周围性面神经麻痹、面肌痉挛、肾下垂、阳痿等。

2. 外科病症

颈椎病、骨折、急性腰扭伤、急性乳腺炎、肱骨外上髁炎、骨关节炎、腹股沟斜疝、痔、直肠脱垂、乳腺增生病、慢性前列腺炎、前列腺肥大症等。

3. 妇科病症

胎位不正、痛经、子宫脱垂、慢性盆腔炎等。

4. 儿科病症

小儿厌食、小儿疳积、小儿腹泻、小儿遗尿、小儿脑瘫等。

5. 其他病症

带状疱疹、斑秃、冻疮、神经性皮炎、寻常疣、黄褐斑、麦粒肿、过敏性鼻炎、急性化脓性中耳炎、内耳眩晕症、颞下颌关节紊乱症等。

艾灸的禁忌

由于艾灸以火熏灸，施灸不注意有可能引起局部皮肤的烫伤，另外，施灸的过程中会耗伤一些精血，所以有些部位、有些人不宜施灸。

1. 颜面、五官和大血管处以及关节活动部位不宜采用瘢痕灸法。

2. 妊娠期妇女的腰骶部、下腹部，男女的乳头、阴部、睾丸等不宜施灸。

3. 极度疲劳、过饥、过饱、酒醉、大汗淋漓、情绪不稳者忌灸。

4. 某些传染病、高热、昏迷、惊厥期间，或身体极度衰竭、形瘦骨立者忌灸。

5. 无自制能力和不予配合的人，如精神病患者及婴幼儿等忌灸。

6. 对艾叶过敏者（闻到艾叶气味出现呕吐、憋气、头晕、连续打喷嚏、咳嗽等症状），或经常性的皮肤过敏者不宜灸。

艾灸前的准备

1. 艾材的选择

并非所有的艾都是最好的原料，我们需要辨别艾的质量优劣，因为它直接影响到施灸的效果。质量优、无杂质，且干燥而存放日久的艾绒，施灸的效力则更大，疗效愈佳，反之则差。不仅如此，劣质艾绒燃烧时火力暴躁，易使患者有灼痛感，难以忍受。含杂质较多的艾炷，燃烧时常有爆裂的现象。

除此之外，我们还要选择艾叶的新旧，新制的艾绒气味辛烈，含挥发油较多，燃烧快，火力强，燃着后烟大，艾灰易脱落，容易伤及皮肤和血脉等；陈旧的艾含挥发油少，燃烧缓慢，火力温和，燃着后烟少，艾灰不易脱落。什么样的艾才能称之为陈艾？存放 3 年或 3 年以上的艾就是陈艾，也就是把艾草晾干放在通风干燥的地方保存 3 年后再制成艾条或艾炷做灸，这是艾灸最好的原料。

2. 体位的选择

艾灸时是躺是坐要看穴位位置，而艾灸取穴的正确与否直接影响着灸治效果。为保证取穴的准确性，也为了预防艾绒和其他艾灸材料脱落，灸前必须选好体位，坐点坐灸，卧点卧灸，使体位与点穴相统一。若坐着点穴，躺下施灸，受骨骼、肌肉牵动变化，必然影响取穴的准确性。故灸四肢部的穴位以正坐为主，灸胸腹部的穴位宜选择仰卧位，灸背腰部的穴位宜选择俯卧位，要求体位须摆放平直，舒适，肌肉放松，使准备施灸的穴位充分暴露，宜于艾炷或温灸器的摆放，既可防烫伤，也能增加疗效。

怎样掌握好灸量

灸量是由灸法达到的温热刺激和刺激时间的长短决定，不同的灸量可产生不同的治疗保健效果。掌握最佳灸量，有助于提高疗效，防止不良反应。

为了防止灼伤被灸者，施灸时，我们通常会以手指放在穴位旁来感觉艾火的温热程度，可分为3种：温热感、灼热感和烫灼感。若出现温热感则灸量小，烫灼感则灸量大，灼热感介于两者之间。根据不同病情，可以按被灸者的感觉来控制灸量。

灸量的大小还取决于灸数的多少和刺激时间的长短。艾炷灸是以艾炷的大小和壮数的多少来判断，炷小、火势小、壮数少则灸量小，炷大、火势大、壮数多则灸量大。艾条灸、温灸器灸则以时间长短来判断。

灸量还与疗程相关，疗程长则灸量大，用于慢性病，一般2～3日1次；疗程短则灸量小，多用于急性病，一般每日1～3次。

掌握灸量还应根据患者体质、年龄、施灸部位、病情等因素综合考虑。如病在浅表，灸量可小；病在内则灸量宜大。穴位皮肉浅薄者宜以小灸量，皮肉厚实者宜以大灸量。妇孺老人，久病体弱者，灸量可小；少壮男子，新病或身体强壮者，灸量宜大。

艾灸后的反应

　　艾灸后的反应就是我们常说的灸感，指的是施用灸疗时的一种自我感觉。灸法主要靠直接或间接地在体表施以适当温热刺激以治病防病，除瘢痕灸外，局部反应一般为施灸处皮肤及皮下温热或微有灼痛，温热刺激直达深部、经久不消，或出现循经感传现象。需要注意的是，灸法是一种温热刺激，必须达到一定的温热程度，决不能仅用艾烟熏烤，这样会使表热里不热，达不到治病保健的目的。

　　少数人在灸后会出现其他反应，由于个体差异，反应也会有所不同，有些患者可出现失眠、疲乏无力、嗜睡、口舌干燥等，甚至有些患者会出现暂时症状加重的现象，这些都是由人体内正气和邪气相抗争引起的，不必过于担心。

艾灸后的防护

艾灸后要注意调养，如施灸完毕后可补充温开水，但不可立即进食，并且避免施灸处接触到冷水；此外，还要忌食生冷食物，避风寒，慎房事。灸后要注意消毒，局部有痒感时，绝对不可以去抓擦，如果不慎擦破，应严格消毒并包扎。

施灸以后，局部一般会有红晕现象，可不作处理，艾灸结束后很快就会消散。如果皮肤灸起水疱，小水疱经过几天会自然吸收并结痂；倘若水疱较大，吸收会比较缓慢，可以用消毒过的针刺破，将水液挤出之后，涂敷消炎软膏或龙胆紫药水，再盖上敷料，待其愈合。

如何防止灸疮的产生？在艾炷灸时，艾炷要捏紧并且不可太大，用小艾炷分多次施灸，这样不容易起水疱，即使形成了水疱，也会比较小，较容易吸收结痂；若用艾条灸，则要选择陈艾，因为陈艾燃烧后，艾灰不容易脱落，可以避免灼伤皮肤或烧伤衣被，且在施灸后立刻用姜汁涂抹在施灸的皮肤上，可以避免形成水疱。

施灸后何时可以再灸？如果施灸后局部起水疱，则不宜再灸，须等水疱结痂痊愈后再继续施灸；若施灸后第二天有疲劳感，则要休息一到两天，待精神恢复后再继续施灸；如果施灸后第二天出现身体发热、口苦、咽干，就要停止施灸一天，待上述感觉消失后方可继续施灸。

艾灸的注意事项

1. 要专心致志，思想集中，不要在施灸时分散注意力，以免艾条移动，伤到皮肉。

2. 要注意体位和穴位的准确性，体位要舒适、自然，适合艾灸的需要，穴位要找准确，才能保证艾灸的效果。

3. 施灸需要暴露部分体表部位，所以在冬季施灸时要注意保暖。夏季高温时施灸要注意防暑。

4. 要注意施灸环境，要求通风良好，空气清新，避免烟尘过浓，污染空气，伤害人体。

5. 要掌握施灸的顺序，一般是要先灸背部，再灸胸腹，先灸上半身，再灸下半身。

6. 要注意施灸的时间，不要在饭前空腹时和饭后立即施灸，治疗失眠症要在临睡前施灸。

7. 要注意防止艾火脱落，以免灼损皮肤及衣物。使用艾条灸后，可将艾条点燃的一头塞入口径比艾条略大的瓶内，以利于熄灭。

8. 要防止感染，灸后局部出现水疱，只要不擦破可任其自然吸收；若水疱过大，可用消毒针沿边缘刺破，排出水液，再涂以龙胆紫药水。如果已经破溃感染，应及时对症处理。

9. 要注意掌握好刺激量，如艾灸火力应由弱增强，艾炷由少逐次增多（或分次灸），艾炷应由小炷灸起，每壮递增；艾条灸时间宜逐步增加。

10. 要注意防止晕灸，晕灸一般会出现头晕、眼花、恶心、面色苍白、心慌、汗出等症状，甚至发生晕倒。若出现晕灸，应立即停灸，静卧，注意保暖，轻者休息片刻或喝点温开水，重者掐按人中、内关、足三里。

11. 要注意调整灸火与皮肤间的距离，操作时可用食指和中指置于施灸部位两侧，以感知施灸部位的温度，这样既不致烫伤皮肤，又能收到好的效果。

12. 要注意坚持，对于养生保健灸，则要长期坚持，偶尔灸是不能收到预期效果的。

艾灸异常情况处理

灸法虽说是一种安全有效的非药物疗法，但是艾灸方法如果应用不当，也可发生意外事故。主要表现为晕灸、灸疗过敏。

1. 晕灸

晕灸是不多见的一种针灸不良反应。

临床表现：轻者头晕胸闷，恶心欲呕，肢体软凉，摇晃不稳，或伴瞬间意识丧失；重者突然意识丧失，昏扑在地，唇甲青紫，大汗淋漓，面色灰白，双眼上翻，二便失禁。

原因：体质因素为最主要的原因之一，如体质虚弱，精神过于紧张，饥饿、疲劳，特别是过敏体质，血管神经机能不稳定者；其次是体位不当和穴位刺激过强；环境和气候因素也可诱发晕灸，如气压低之闷热季节，房间空气混浊，声浪喧杂等。

处理：轻度晕灸应迅速停止施灸，将患者扶至空气流通处，抬高双腿，头部放低（不用枕头），静卧片刻即可，如患者仍感不适，给予温热开水或热茶饮服；重度晕灸应立即停灸后平卧，如情况紧急，可令其直接卧于地板上，在百会上作雀啄式温灸，不宜离头皮太近，以免烫伤，直至知觉恢复，症状消退，如必要时，配合施行人工呼吸，注射强心剂及针刺水沟、涌泉等。

2. 灸疗过敏

艾灸可以诱使机体出现程度不等的过敏反应，预后一般良好。

临床表现：以过敏性皮疹最为常见，即局限性（穴位周围区域）的红色小疹，或全身性的风团样丘疹，往往浑身发热，瘙痒难忍，重者可伴有胸闷、呼吸困难，甚至面色苍白，大汗淋漓，脉象细微。

原因：本身为过敏体质，多有哮喘、荨麻疹史或对多种药物、花粉过敏史；其次是艾灸致敏，可能因为艾叶中含有某些致敏物质，艾灸1小时至数小时可出现过敏现象。有人曾将温灸盒盖的烟油取下，敷于曾因艾灸导致急性荨麻疹的患者的前臂内侧，结果10小时后，被敷处发痒难受，并出现过敏性皮疹，证实其可引起过敏。因艾灸引起过敏者，以后往往在艾灸治疗时反复出现。

处理：局部或全身的过敏性皮疹，一般于停止艾灸后几天内自然消退。在此期间宜应用抗组织胺、维生素 C 等药物，多饮水。若兼发烧、奇痒、口干、烦躁不安等症状时，可适当应用皮质类激素，如强的松，每日服 20 ～ 30 毫克。中药凉血消风方剂也有效果。当出现面色苍白、大汗淋漓、脉象细微等症状时，应在医生的指导下进行处理，除肌肉注射抗组织胺药物外，还可肌注或静注肾上腺素，必要时，注射肾上腺皮质激素等药物。

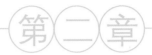

第二章

常见病症的艾灸疗法

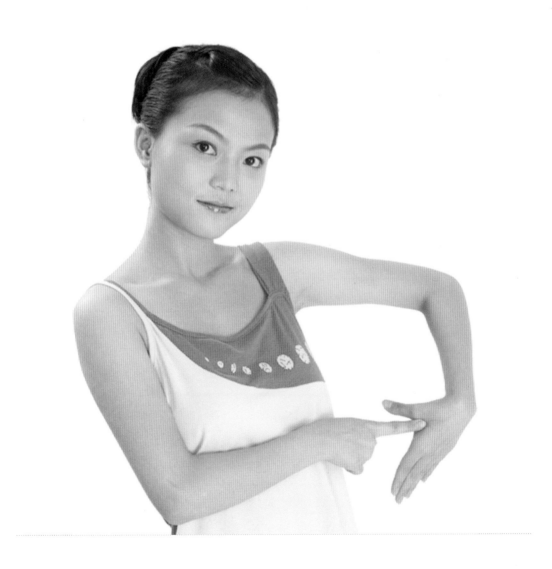

灸法是中医学的一种传统的外治方法，其历史悠久，临床应用广泛，故有"灸治百病"之说。灸法"治未病"历来被人们重视，是防治疾病的重要措施。《医心方》中把无病先施灸的方法称之为"逆灸"。由于艾灸可激发人体正气，增强抗病能力，使人精力充沛、长寿不衰，从而预防疾病的发生，因此，艾灸在"治未病"中发挥了积极作用。《庄子》中"无病而自灸"就是关于艾灸养生保健的记载。下面介绍几种常见病症的艾灸疗法。

感　冒

当感冒出现头痛、怕冷、无汗、喷嚏、鼻塞流清涕、精神不振等症状时，及早治疗能有效防止病情加重。感冒有风寒、风热和气虚感冒之分，以下艾灸疗法用于感冒初起时的治疗。

 选用穴位

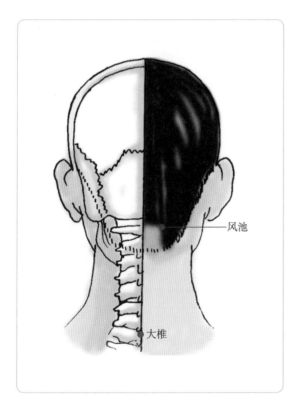

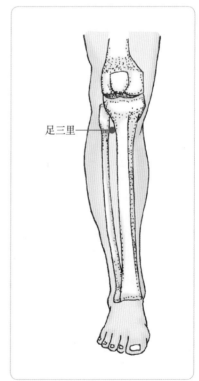

足三里

风池

大椎

艾灸方法

Step 1 灸大椎穴

正坐或俯伏坐位取穴，用温和灸数分钟后改用雀啄灸加强灸感，以穴位局部皮肤潮红无烧灼感为度。此时可觉微微出汗，周身舒适，头痛消失。

Step 2 灸双侧风池穴

正坐或俯伏坐位取穴，由于风池穴有头发覆盖，艾条应距离穴位上方3～4厘米处温和灸，并以另一手拨开头发，数分钟后采用雀啄灸加强灸感，以穴位局部皮肤潮红无烧灼感为度，此时会有热感渗透到风池穴的深部。

Step 3 灸双侧足三里穴

正坐或仰靠坐位取穴，用温和灸数分钟后改用雀啄灸加强灸感，以穴位局部皮肤潮红无烧灼感为度。

专家点评

大椎穴是督脉、手足三阳经、阳维脉交会的地方，有通阳、解表、退热的作用，对风热感冒，可以疏风散热；对风寒感冒，可以祛风散寒解表；对气虚感冒，可以益气固表。现代研究表明，大椎穴还具有清心、宁神、健脑、消除疲劳、增强体质、强壮全身的作用。风池穴是胆经与阳维脉的交会穴，为风邪聚集的要塞，故命名风池，艾灸可以疏风解表。足三里是全身强壮的要穴，对体虚感冒效果更好。如有鼻塞流涕症状，可加灸印堂穴以通鼻窍。

贴心提示

1. 既可用于健康人预防感冒，也可用于感冒初期，感冒要早发现、早治疗。艾灸治疗风寒感冒应越早越好，若出现高热、咽疼、流黄涕等症状，应及时到医院就诊。

2. 操作时可根据体质强弱而定，体质差者可每周2次，长年不断。

3. 饮食清淡，少吃脂肪、肉类及乳品，多吃新鲜蔬果，以减轻身体的压力；注意保暖，以免在施灸过程中再次受凉，加重病情。

4. 多休息，多喝水，补充感冒时流失的体液，还可喝葱白姜汤、姜糖水或热粥一碗，让身体发汗，帮助排出有害杂质，疗效更好。

5. 若体温升至38.3℃以上，或出现吞咽困难或食欲不振，气喘或呼吸短促，耳痛、扁桃腺肿、鼻窦痛、胸痛等症状，应尽快就医。

咳　嗽

　　咳嗽是一种最为常见的呼吸道症状。主要表现为咳嗽咽痒、痰液稀白，伴鼻塞、流清涕、怕冷、无汗、头痛等。中医学认为，肺主管呼吸，与喉咙和鼻窍相连，易受外邪侵袭和五脏六腑功能失调的干扰，使得肺气上逆，发生咳嗽。本节所指的咳嗽主要是风寒咳嗽。

选用穴位

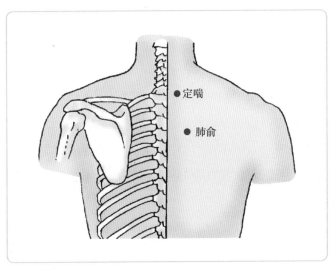

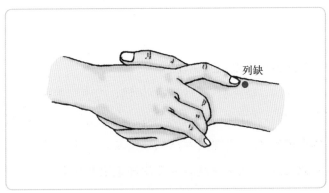

艾灸方法

Step 1 灸双侧定喘穴、肺俞穴

俯卧位取穴，用温灸器灸或中型艾炷隔姜灸，以穴位局部皮肤潮红无烧灼感为度，此时会有热感深透或向四周扩散。

Step 2 灸双侧列缺穴

正坐或仰卧位取穴，用温和灸或中型艾炷隔姜灸，以穴位局部皮肤潮红无烧灼感为度，此时会有热感深透或热感沿上肢向肺部传导。

专家点评

定喘穴又名喘息穴、治喘穴，为经外奇穴，有止咳平喘的功效。现代医学研究也表明，定喘穴可以提高人体免疫功能、增强机体抗病能力，从而起到治病防病的作用。肺俞穴属足太阳膀胱经穴，为肺脏的背俞穴，不仅是邪气侵入肺脏的部位，也是反映病证、接受刺激达到治疗作用的特殊部位，是治疗肺脏疾患的重要穴位，可调理肺气、止咳平喘。肺主皮毛，取肺经的络穴列缺，可以宣肺平喘。若有发热恶寒，可选用大椎穴退热解表；若有咽喉肿痛，可选少商点刺放血以泻肺热。

贴心提示

1. 平时注意锻炼身体，增强抗病能力。

2. 注意胸背部保暖，防止受凉，饮食宜清淡，少食辛辣之物。

3. 可以用艾叶 30 ～ 50 克，放入约 1500 毫升的沸水中煎约 15 分钟，捞去艾叶，将煎出的药液倒入小的脚盆中熏脚或泡脚，每晚进行一次（以临睡前为佳），每次 15 ～ 20 分钟，一般连续 3 ～ 5 次即能治愈咳嗽。

慢性支气管炎

慢性支气管炎（简称"慢支"）是一种严重危害人类健康的疾病，主要表现为咳嗽、咳痰或伴有喘息及反复发作的慢性过程。每年至少发病 3 个月以上，反复发作，不容易恢复。慢性支气管炎可分为急性发作期和临床缓解期。中医学认为该病多因肺气亏虚，影响脾肾功能所致。本节介绍的艾灸方法用于临床缓解期以预防其急性发作，根据冬病夏治的防治原则，以夏天灸治效果为佳。

 选用穴位

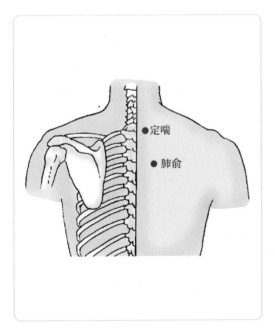

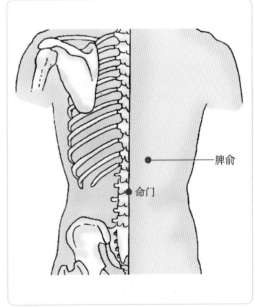

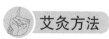

艾灸方法

Step 1 灸双侧肺俞穴、定喘穴

正坐或俯卧位取穴，用温灸器灸或温和灸，以穴位局部皮肤潮红无烧灼感为度。此时可觉热感向胸腔深透或向上散开。

Step 2 灸双侧脾俞穴、命门穴

正坐或俯卧位取穴，用温灸器灸或温和灸，以穴位局部皮肤潮红无烧灼感为度。此时可感觉腹腔有热感深透。

专家点评

肺俞穴属足太阳膀胱经穴，为肺脏的背俞穴，不仅是邪气侵入肺脏的部位，也是反映病证、接受刺激达到治疗作用的特殊部位，是治疗肺脏疾患的重要穴位，具有调理肺气、止咳平喘等作用。定喘穴又名喘息穴、治喘穴，为经外奇穴，该穴有止咳平喘的功效。现代医学研究表明，定喘穴可以提高人体免疫功能、增强机体抗病能力，从而起到治病防病的作用。脾俞穴属足太阳膀胱经穴，为脾脏的背俞穴，是治疗脾脏疾患的重要穴位，具有健脾除湿、益气健身等作用。命门穴属督脉经穴，督脉主一身之阳气，灸之可以培补肾气。

贴心提示

1 在小暑至白露之间施灸，主要预防冬季发作，每年灸1次，连灸3年。

2 加强个人卫生、耐寒锻炼，以增强体质、预防感冒。

3 多吃富含维生素A和维生素C的食品，补充足够的蛋白质。

4 多饮水，有利于痰液稀释，保持呼吸道通畅，每天饮水量不低于2000毫升。

5 平时在家可自制一些药膳食用，如豆腐萝卜汤、杏仁粥、白果粥、百合蜂蜜饮等。

失 眠

　　失眠通常指入睡困难或维持睡眠障碍（易醒、早醒和再入睡困难），导致睡眠时间减少或质量下降不能满足个体生理需要，明显影响日间社会功能或生活质量，常伴有心悸、健忘、出汗、头晕耳鸣等。失眠症状常见于神经衰弱、更年期综合征等多种疾病中。中医学认为，外感或内伤等原因，可使心、肝、胆、脾、胃、肾等脏腑功能失调，心神不安，以致经常不得入寐。

 选用穴位

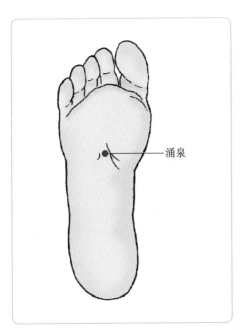

涌泉

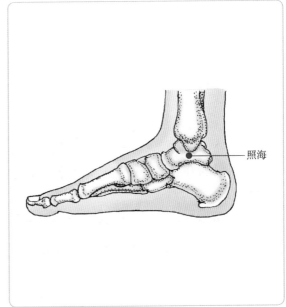

照海

艾灸方法

Step 1 灸双侧涌泉穴

仰靠坐位或仰卧位取穴，温和灸，以穴位局部温热舒适不烫为宜。

Step 2 灸双侧照海穴

方法同上。

专家点评

涌泉穴为足少阴肾经的井穴，脉气所出之处，又是肾经的子穴，灸之可以泻虚阳浮火，温补心肾，有引火归元之用。涌泉穴位于足心，灸之可以使整个足部气血通畅，温度升高。照海是肾经穴位，通于阴跷脉，滋阴养心，是治疗失眠的要穴。

贴心提示

1. 本法应睡前灸，灸之前用艾叶煎水泡脚 15～30 分钟，效果更好。

2. 按时作息，劳逸结合，晚餐不宜过饱，入睡时要保持情绪稳定、心境平和。

3. 饮食以清淡易消化为宜，忌辛辣油腻、烟酒。

4. 老年人睡眠时间较短，容易觉醒，若无其他症状，则属于正常生理现象。

周围性面瘫

　　周围性面瘫，俗称"口眼㖞斜"，又称"周围性面神经麻痹"，是以口眼㖞斜为主要症状的一种面部肌肉运动障碍疾病，任何年龄均可发病，以青壮年多见。该病起病急，多为一侧发病，经常在清晨洗漱时发现口漏水，口面㖞斜、鼻唇沟变浅，不能皱眉、皱额、鼓腮、露齿、吹口哨等。中医学认为，正气不足，风邪乘虚侵袭面部筋脉，以致气血阻滞，肌肉纵缓不收，故发为本病。本节介绍治疗期及恢复期的保健灸法。

 选用穴位

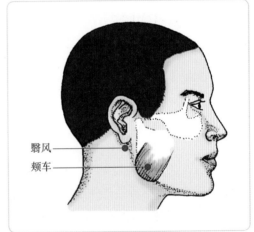

翳风

颊车

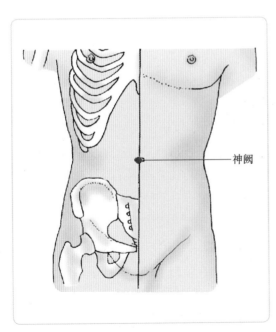

神阙

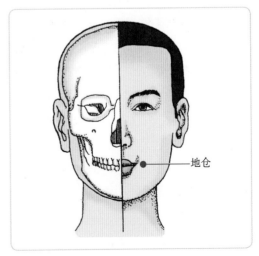

地仓

艾灸方法

step 1 灸神阙穴

仰卧位取穴，隔姜灸，以穴位局部皮肤潮红无烧灼感为度。

step 2 灸患侧翳风穴

侧俯伏坐位取穴，患侧在上，温和灸，数分钟后采用雀啄灸加强灸感，以穴位局部皮肤潮红无烧灼感为度。

step 3 灸患侧颊车穴、地仓穴

侧俯伏坐位或仰卧位取穴，方法同上。

专家点评

神阙穴属于任脉穴位，任脉"上颐，循面，入耳"，可治疗颜面疾病；又位于脐中，为脐带所系，是生命之根源，可大补真气，调节全身。翳风为手少阳三焦经穴，穴位深处是面神经干从茎乳孔穿出的部位，艾灸该穴位可以祛风散邪，直达病所。颊车、地仓是颜面部穴位，灸之可以调节局部经络气血，起到活血通络的作用。面瘫发病正趋于年轻化，已成为当前的高发疾病，有资料表明，灸法治疗面瘫的治愈率为 64% ~ 93%，总有效率可达 95%，发病半月内采用灸治者治愈率高。灸法对于面神经炎所致的面瘫效果好，对于耳疾患引起者疗效差。

贴心提示

1.急性期应适当休息，面部要持续保暖，不能用冷水洗脸，外出时可戴口罩，睡眠时勿靠近窗边，避免直接吹风，注意天气变化，及时添加衣物，防止感冒。

2.由于眼睑闭合不全或不能闭合，瞬目动作及角膜反射消失，角膜长期外露，易导致眼内感染，损害角膜，因此对眼睛的保护非常重要，应减少用眼，外出时戴墨镜保护，同时滴一些有润滑、消炎、营养作用的眼药水，睡觉时可戴眼罩或盖纱块保护。用温湿毛巾热敷面部，每日 2 ~ 3 次，并于早晚自行按摩患侧，按摩时要力度适宜、部位准确。

3.只要患侧面肌能运动就可自行对镜子做皱额、闭眼、吹口哨、示齿等动作，每个动作做 2 个八拍或 4 个八拍，每天 2 ~ 3 次，对于防止麻痹肌肉的萎缩及促进康复非常重要。

4.进食后要及时漱口，清除患侧颊齿间的食物残渣，保持口腔清洁。宜进食营养丰富、易消化的软食，忌食寒凉、辛辣刺激性食物。

5.服用药物的患者要严格按医嘱执行，不可随意增减药量，并注意观察有无副作用。艾灸疗效不佳的患者，应速到医院接受针灸治疗，以免延误病情。

胃　痛

　　胃痛又称"胃脘痛"，主要表现为上腹部近心窝处经常发生疼痛，可伴有嗳气、饱胀、食欲不振、乏力、"烧心"（胃灼热）、恶心、呕吐、腹泻、消瘦、头晕、失眠等症状，与周围环境的有害因素及易感体质有关，如遗传因素、年龄、吸烟、饮酒、药物等，多见于胃和十二指肠炎症、溃疡、痉挛等疾病。中医学认为，本病多因胃气郁滞、气血不畅或胃腑失于温煦及滋养所致。本节介绍艾灸治疗胃痛，以寒证、虚证居多。

 选用穴位

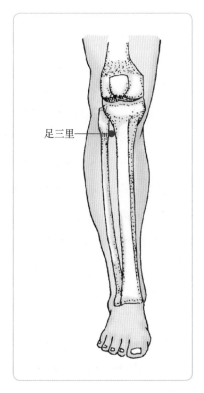

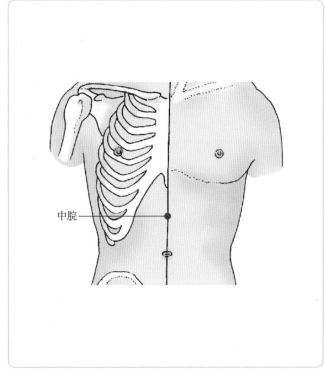

艾灸方法

STEP 1 灸双侧足三里穴

正坐或仰卧位取穴，温和灸，以穴位局部皮肤潮红无灼痛为度。灸时胃痛可随即缓解。艾灸时要注意力集中，艾火与皮肤的距离以皮肤能忍受的最大热度为佳，注意不可灼伤皮肤。

STEP 2 灸中脘穴

正坐或仰卧位取穴，温和灸，以穴位局部皮肤潮红无灼痛为度。灸时，胃脘部会有温热感，胃痛也会有所缓解，感觉不明显时可加灸或延长施灸时间。

专家点评

足三里是足阳明胃经的合穴，是治疗胃脘痛的首要穴位。艾灸足三里穴能使胃痉挛趋于弛缓，胃蠕动强者趋于减弱；又能使胃蠕动弱者立即增强，胃不蠕动者开始蠕动。因此，除胃溃疡出血、穿孔等重症应及时采取措施或外科治疗外，其他不论什么原因所致的胃痛，包括急、慢性胃炎和胃、十二指肠溃疡及胃神经官能症等，若以胃脘疼痛为主者，用本法艾灸，均能达到止痛效果。中脘穴属任脉经穴，也是手太阳、手少阳、足阳明、任督二脉的交会穴，同时号称胃的灵魂腧穴，具有健脾和胃、补中益气之功，可主治各种胃腑疾患，尤其适宜治疗胃肠功能失调所致病症。若嗳气严重者，可加灸期门穴；若胃脘冷痛明显者，可加灸胃俞穴。

贴心提示

1. 注意营养均衡，多食清淡，忌食辛、辣、过硬、生、冷、油腻、难消化食物。

2. 不要吸烟饮酒，注意腹部保暖，不要受凉。

3. 饮食宜定时定量，切忌暴饮暴食，早餐别吃太多，晚上不要吃饱了马上就躺下，减少不必要的应酬。急性胃病者应少食多餐，少食或不食零食，以减轻胃的负担。

4. 胃部冷痛明显者，可用鲜姜3～5片，红糖适量，以滚开水沏泡，趁热饮服，服后使身体微微出汗。胃部胀满、呕吐者，可用粳米60克，砂仁末5克煮粥，早晚服用。胃痛伴有明显嗳气、泛酸症状者，可用橘皮15克（切碎），白米60克，同煮粥食。胃脘隐痛、喜按，食后脘腹胀闷者，可用猪肚250克，党参20克，黄芪20克，大枣3枚，煮汤，食猪肚饮汤。

呃　逆

　　呃逆，俗称"打嗝"，是膈神经受刺激而引起的膈肌痉挛，主要表现为呃声连连。轻微的呃逆，持续数分钟至数小时后不治而愈，严重者可昼夜不停，或间歇发作，数日不愈。中医学认为，本病多因饮食不节，过食生冷、辛辣之物，或肝郁化火引起胃气上逆所致。

 选用穴位

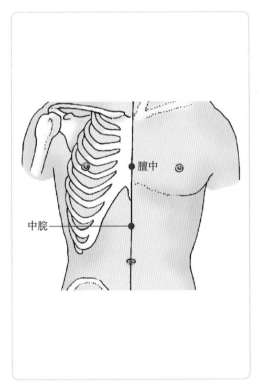

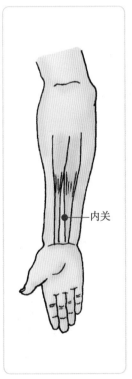

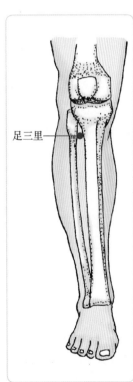

中脘　膻中　内关　足三里

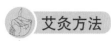 艾灸方法

Step 1　灸膻中、中脘穴

仰卧位取穴，温和灸，以穴位局部皮肤潮红无灼痛为度。灸时，胃脘部会有温热感，胃痛也会有所缓解，感觉不明显时可加灸或延长施灸时间。

Step 2　灸双侧内关穴

仰卧位取穴，方法同上。

Step 3　灸双侧足三里穴

仰卧位取穴，方法同上。

专家点评

膻中穴位于胸膈部位，为气会穴，可理气降逆。内关穴通于阴维脉，是手厥阴心包经的络穴，可宽胸利膈，为降逆要穴。中脘穴是胃经的募穴，足三里是胃经的合穴，两穴相配可以和胃降逆。

贴心提示

1. 因进食过猛引起的呃逆，可用棉签刺激鼻腔引发喷嚏，或喝一大口温水，一般可以止逆。

2. 饮食宜清淡，忌食生冷油腻之品，注意休息，注意保暖。

3. 因其他病症继发的呃逆，应及时就医，治疗原发病。

慢性腹痛

　　慢性腹痛俗称"肚子痛"，是临床常见的一种症状。一般指胃脘以下、耻骨毛际以上的部位发生疼痛，常伴有腹胀、嗳气、矢气以及饮食、大便异常等症状，常与饮食、情志、受凉、劳累等诱因有关。该病病程较长，起病缓慢，多见于慢性结肠炎、肠痉挛以及肠神经官能症等。中医学认为，腹痛是由多种原因引起脏腑气机不利，经脉气血阻滞，脏腑经络失养所致。本节介绍的是虚寒型腹痛的保健灸法。

 选用穴位

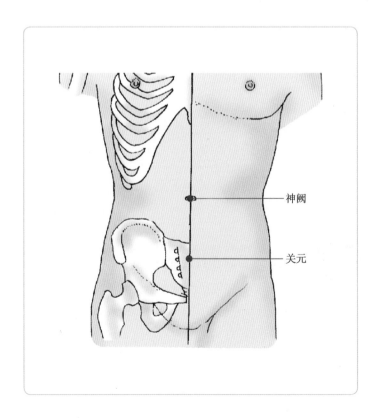

神阙

关元

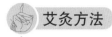 艾灸方法

Step 1 灸神阙穴

仰卧位取穴，温和灸，以局部皮肤潮红无灼痛为度。灸时，腹部会有温热感，腹痛也会有所缓解，感觉不明显时可加灸或延长施灸时间。

Step 2 灸关元穴

仰卧位取穴，温和灸，以穴位局部皮肤潮红无灼痛为度。

 专家点评

《针灸大成》中记载神阙穴可治疗"腹中虚冷""腹痛绕脐"。神阙穴位于脐中，为脐带所系，是生命之根源，可大补真气，调节全身。《针灸大成》中记载关元穴可治疗"脐下绞痛""寒气入腹痛"。关元穴为任脉穴，与足三阴经相交会，是一身元气之所在，为生化之源，有补精、益血、扶正之功，灸之可以振奋体内阳气，增强脏腑功能。

贴心提示

1. 严禁暴饮暴食，忌生冷油腻辛辣之食品。
2. 注意腹部保暖。
3. 慢性腹痛不可忽视，应排除严重器质性疾病导致的腹痛。

慢性腹泻

腹泻俗称"拉肚子"，是临床常见的一种症状，主要表现为大便次数增多，粪质稀薄或如水样，常伴有腹痛胀气，排气排便后疼痛或消失。病程迁延，反复发作，常见于慢性肠炎、消化不良、肠功能紊乱、过敏性结肠炎等。中医学认为，感受外邪、饮食不节或不洁，以及脾胃虚弱等因素可使脾胃功能失调而导致慢性腹泻。

 选用穴位

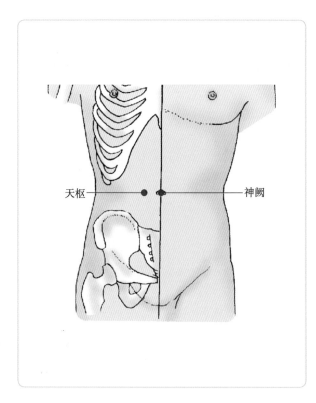

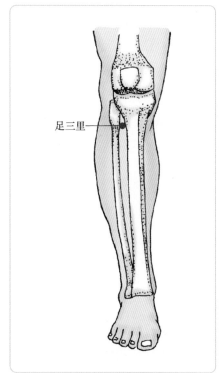

艾灸方法

Step 1 灸神阙穴

仰卧位取穴，温和灸或以中型艾炷隔姜灸，以穴位局部皮肤潮红无灼痛为度。灸时，腹部会有温热感向深部渗透，感觉不明显时可加灸或延长施灸时间。

Step 2 灸双侧天枢穴

方法同上。

Step 3 灸双侧足三里穴

仰卧位取穴，温和灸，以穴位局部皮肤潮红无灼痛为度。灸时，局部会感到酸、麻、胀感或沿大腿向腹部传导，感觉不明显或传导不明显时可加灸或延长施灸时间。

专家点评

神阙为任脉穴位，与督脉、冲脉、胃经等有密切联系。《针灸资生经》中记载："若灸溏泻，脐中第一。"神阙自古就是治疗泄泻的要穴，灸之可以温补元阳，固本止泻。天枢是手阳明大肠经的募穴，足三里是足阳明胃经的合穴，两穴配伍可以调理胃肠气机，健脾益胃。

贴心提示

1. 注意饮食卫生，不吃变质食物，不暴饮暴食，不贪食油腻生冷。

2. 饮食宜易消化、少渣滓，忌吃生大蒜，大蒜的辛辣会刺激肠壁，加剧腹泻。

3. 生活规律，避免疲劳、受凉，尤其注意腹部保暖。

4. 选择一些健脾止泻的食物，如红枣、怀山药、栗子、扁豆、糯米、莲子肉、苡仁、芡实等。

5. 少吃容易引起腹泻的食物，如蜂蜜、香蕉、无花果、芝麻、麻油、花生仁、瓜子仁、核桃肉等。

6. 寻找引起腹泻的原因，尽力避免。

便　秘

便秘不是一种病，而是存在于多种疾病中的一种症状。主要表现为排便次数明显减少，每2～3天或更长时间一次，无规律，粪质干硬，常伴有排便困难感。常见原因有进食过少，食品过于精细缺乏残渣，肠道不规则痉挛性收缩，术后产后等。中医学认为，大肠传导功能失常，粪便在肠内停留时间过长过久，水液被吸收，导致便干难解，因而发生便秘。便秘有实秘和虚秘之分，艾灸治疗可通过调节肠道气血运转，生津润燥，缓解便秘症状。

 选用穴位

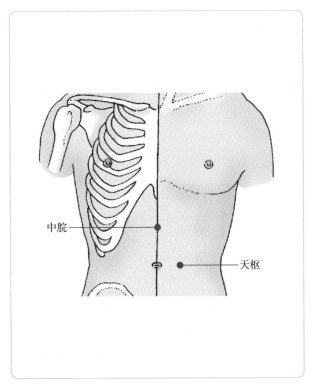

中脘
天枢

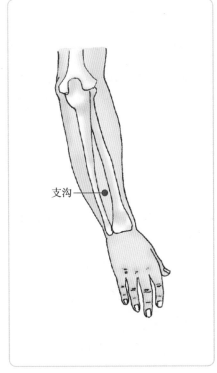

支沟

艾灸方法

Step 1 灸双侧天枢穴

仰卧位取穴，温和灸或隔姜灸，以穴位局部皮肤潮红无灼痛为度。灸时，腹部有温热感且缓慢透入腹腔内。

Step 2 灸中脘穴

方法同上。

Step 3 灸双侧支沟穴

坐位或仰卧位取穴，温和灸，数分钟后采用雀啄灸加强灸感，以穴位局部皮肤潮红无灼痛为度。

专家点评

天枢穴为手阳明大肠经的募穴，中脘穴是足阳明胃经的募穴，两穴配伍能疏通胃肠腑气，产生津液润滑肠道。支沟穴是手少阳三焦经穴，善于通调气机，《杂病穴法歌》中记载："大便虚闭补支沟。"《玉龙歌》中记载："若是胁痛并闭结，支沟奇妙效非常。"故支沟是治疗便秘的常用穴位。

贴心提示

1. 患者应保持合理的饮食结构，平时多食新鲜蔬菜、水果，特别是香蕉、红薯等，养成定时解大便的习惯。

2. 日久便秘者或年迈体弱者，可经常饮用蜂蜜。

3. 由于饮食少而不大便者，需扶养胃气，待饮食逐渐增加后，大便自然通畅。

4. 保持心情舒畅，适当进行体育锻炼以增强肠道蠕动，促进排便，如气功、太极拳等。

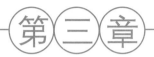

颈肩腰腿痛的艾灸疗法

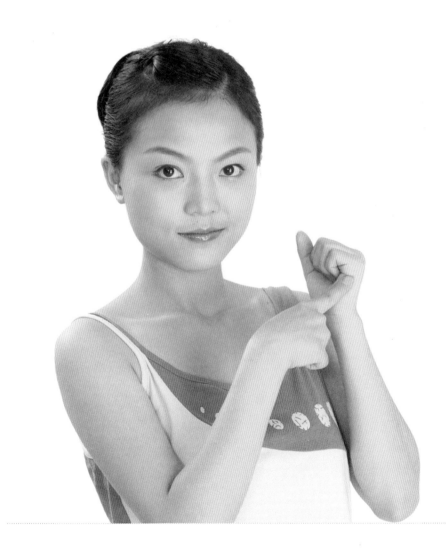

灸法防治疾病是中医治疗学的重要组成部分，最早见于《素问·异法方宜论》，之后历代都有专著。艾灸防治疾病的作用极为广泛。《医学入门》曰："寒热虚实均可灸之。"艾灸可温经散寒、祛风止痛，防治各种风寒所致的痛证；能温经通络、活血散瘀，治疗经络阻滞、风寒湿痹之关节疼痛。下面介绍几种颈肩腰腿痛的艾灸疗法。

落　枕

　　落枕是指颈部肌肉过度紧张，发生痉挛，造成颈部活动受限的一种病症。主要表现为起床后脖子一侧强直，局部酸楚疼痛，不能俯仰转侧，痛向肩背及上肢扩散，压痛明显，但无红肿发热，局部得热疼痛减轻。中医学认为，该病多因睡眠姿势不当，枕头高低不适，颈部肌肉过度疲劳或过分牵拉导致，也可因感受风寒使局部经脉气血阻滞而致。

 选用穴位

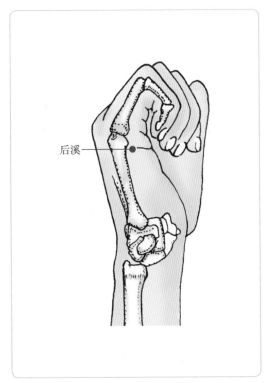

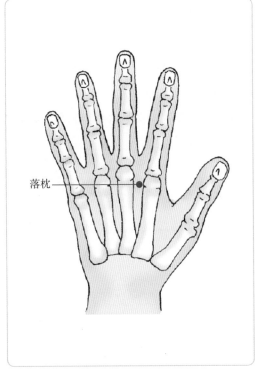

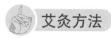 **艾灸方法**

Step 1　灸局部压痛点

俯伏坐位取穴，温和灸，以疼痛局部皮肤潮红无灼痛为度。灸时，局部有温热感向里深透，感觉不明显时可延长施灸时间。

Step 2　灸患侧后溪穴、患侧落枕穴

正坐或俯伏坐位取穴，温和灸，以穴位局部皮肤潮红无灼痛为度。灸时，局部会感到酸、麻、胀感或沿手臂向颈部传导，感觉不明显或传导不明显时可延长施灸时间。

专家点评

中医学认为"痛则不通"，灸局部压痛点可以疏通经络，调理气血。后溪穴属手太阳小肠经，为八脉交会穴之一，通过手太阳小肠经交会于大椎，与督脉相通，具有解除痉挛、利气止痛之功。《灵枢·杂病》说："项痛，不可俯仰，刺足太阳；不可以顾，刺手太阳也。"《针灸大成》则更加明确地指出："后溪穴主治颈项强。"落枕穴又名"外劳宫"，是治疗睡觉时落枕的特效穴，艾灸可激发手三阳经之经气，起到舒经活血通络止痛的作用。

贴心提示

1. 睡眠时姿势要正确，枕头高低要合适。
2. 不要在门窗通风口睡眠，避免颈项部受风寒。
3. 采用热水袋、电热手炉、热毛巾及红外线灯照射局部均可起到止痛作用，必须注意防止烫伤。
4. 艾灸效果不明显者，可配合针刺、推拿治疗。

颈椎病

颈椎病指颈椎间盘退行性变、椎体骨质增生，以及周围纤维组织的损害、钙化，压迫神经根、血管及脊髓所引起的一种综合征。主要表现为颈项部持续疼痛，常向一侧或双侧上肢放射，颈部后伸、咳嗽可使疼痛加剧，颈项强硬、活动受限，或有上肢屈伸不利、手指麻木等症。中医学认为，本病多由风寒侵袭颈部筋脉，颈部长期劳累以及颈部损伤引起血脉阻滞不通而致。

 选用穴位

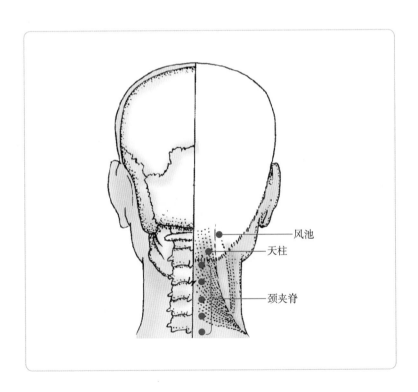

艾灸方法

Step 1　灸相应颈夹脊穴

正坐或俯卧位取穴，温和灸或温灸器灸，以穴位局部皮肤潮红无灼痛为度。灸时会自觉热感透向深部或向周围扩散开来。

Step 2　灸风池、天柱穴

正坐或俯卧位取穴，温和灸或无瘢痕灸，以穴位局部皮肤潮红无灼痛为度。灸时疼痛局部感到酸、麻、胀，疼痛也会有所缓解。

专家点评

艾灸颈部夹脊穴，能疏通局部气血，改善血液循环，使组织水肿痉挛得到缓解。风池、天柱属于局部取穴，可疏调太阳、少阳经气，通络止痛，对缓解颈项部、肩背部、上肢部的疼痛及头痛、头晕等疗效显著。

贴心提示

1. 劳逸适当，不要长时间使用电脑、看电视或低头工作，应经常活动颈部。

2. 低枕平卧休息，枕头重点垫在颈部而不是头部。

3. 注意颈部防寒保暖；适当进行颈项功能锻炼，如颈操等。

4. 本法对轻度颈椎病效果较好；病情较重者，应配合牵引、针刺、推拿治疗，严重者应尽早手术治疗。

肩关节周围炎

肩关节周围炎简称"肩周炎",是临床上常见的肩部软组织疾病之一,以50岁左右多见,故又有"五十肩"之称,是指肩关节周围肌肉、肌腱、滑囊及关节囊发生的慢性退行性病理变化。主要表现为肩部疼痛,活动受限。中医学认为,人过中年阳气虚弱,正气渐损,肝肾不足,气血虚弱,营卫失调,以致筋脉肌肉失去濡养,遇有风湿寒邪外侵,易使气血凝滞,阳气不布,脉络不通,故发本病。

 选用穴位

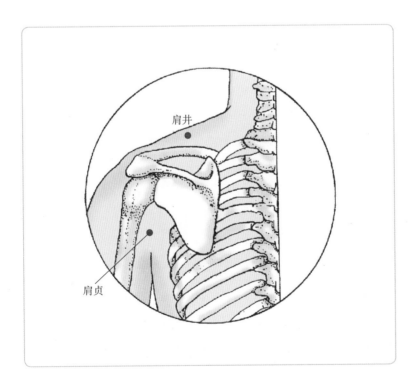

肩井

肩贞

艾灸方法

Step 1 灸肩部压痛点

正坐或俯卧位取穴，温和灸或无瘢痕灸，以穴位局部皮肤潮红无灼痛为度。

Step 2 灸患侧肩井穴

正坐或俯卧位取穴，温和灸或无瘢痕灸，灸时会感觉有热感透向穴位深部并向四周扩散，有时也会在局部感到酸、麻、胀，感觉不明显时可延长施灸时间。

Step 3 灸患侧肩贞穴

正坐或俯卧位取穴，温和灸或无瘢痕灸，灸时会感觉有热感透向穴位深部并向四周扩散，有时也会在局部感到酸、麻、胀或沿上肢传导，感觉不明显或传导不畅时可延长施灸时间。

专家点评

肩部痛点是因为局部气血不通引起的，中医讲"痛则不通，通则不痛"，故艾灸痛点，可以使局部气血通畅。肩井穴和肩贞穴属手太阳小肠经穴，位于肩部，艾灸可以疏通局部气血，达到通经止痛的作用。

贴心提示

1. 治疗前可先行影像学检查，以排除骨关节病变。

2. 注意局部保暖，防止受凉，以免加重病情，影响治疗效果。

3. 肩关节活动时要注意防止过猛、过快、过重，睡觉时不能常卧一侧或低枕耸肩侧卧。

4. 坚持进行适当的肩部功能锻炼，促进病情好转。

网球肘

　　网球肘又称"肱骨外上髁炎"，是由腕伸肌腱起点扭伤或劳损所致，主要表现为肘关节外侧疼痛，握拳或拧毛巾时疼痛加剧，疼痛向前臂外侧或肩部放射，肱骨外上髁压痛明显。常见于家庭主妇、网球和羽毛球运动员。中医学认为，该病多因局部劳损，又感风寒，导致气血阻滞不通而成。

 选用穴位

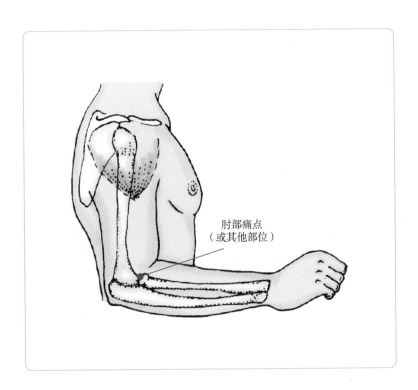

肘部痛点
（或其他部位）

艾灸方法

Step 1 放松局部

放松局部肌肉，可按揉局部痛点 2 分钟。

Step 2 灸肘部痛点

正坐或仰卧位，无瘢痕灸或隔姜灸 6 ~ 8 壮，灸时疼痛局部会感到酸、麻、胀，疼痛也会有所缓解。

专家点评

选取肘部压痛点即阿是穴艾灸，可以疏通局部经络气血，起到舒筋通络止痛的作用。

贴心提示

1. 注意休息，避免一切腕力活动。
2. 该病易复发，注意劳逸结合。

手腱鞘炎

当手部固定在一定位置做重复、过度活动时，肌腱和腱鞘之间经常发生摩擦，以致水肿、纤维性变，引起内腔狭窄，肌腱在腱鞘内活动时，通过的径道狭窄，从而出现疼痛和运动障碍，称为腱鞘炎。临床表现为患者腕部疼痛，提物乏力，部分患者局部有红肿。中医学认为，该病多因劳伤及外感风寒致血不荣筋、经脉阻滞而成。

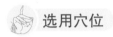 选用穴位

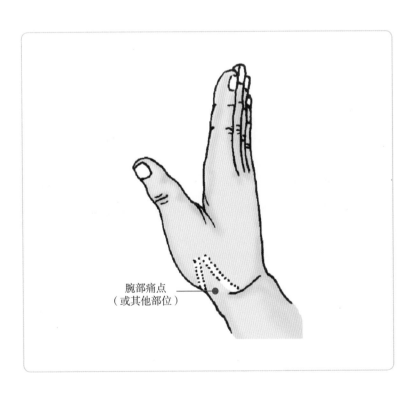

腕部痛点
（或其他部位）

艾灸方法

Step 1 放松局部

放松局部肌肉,可按揉局部痛点 2 分钟。

Step 2 灸手腕部痛点

正坐或仰卧位取穴,瘢痕灸或隔姜灸 5 ~ 7 壮,灸时疼痛局部会感到酸、麻、胀,疼痛也会有所缓解。

专家点评

选取手腕部压痛点即阿是穴艾灸,能疏通经络,促进气血循环及炎症消散,起到舒筋通络止痛的作用。

贴心提示

1. 治疗期间应注意休息,除艾灸外,局部可配合热敷、按摩以提高疗效。

2. 经艾灸等非手术治疗无效的,且有明显功能障碍者可到医院进行腱鞘切开术。

3. 避免患肢劳累,以免复发。

腰肌劳损

腰肌劳损是指因劳累而逐渐形成的一种慢性损伤性腰部病症，主要表现为长期反复发作的腰部酸痛或者胀痛，适当活动和经常改变体位时减轻，活动过度又加重，弯腰过久则疼痛加重、直腰困难。阴雨天和潮湿、寒冷气候时可使症状加重，腰部外形及活动多无异常。引起腰肌劳损的主要原因是急性腰扭伤后遗症及长期反复的腰部慢性损伤。中医学认为，腰肌劳损，气滞血瘀，阻塞不通，筋脉失于滋养，故引起腰痛。

 选用穴位

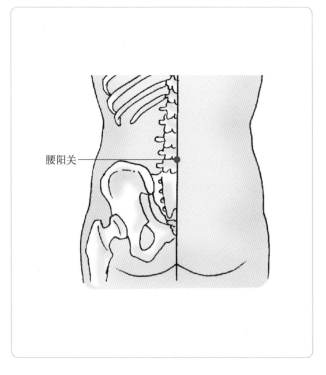

腰阳关

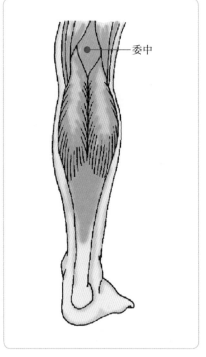

委中

艾灸方法

Step 1 灸腰部痛点

俯卧位取穴，温和灸或温灸器灸，灸时疼痛局部会感到酸、麻、胀、重，疼痛也会有所缓解。

Step 2 灸腰阳关穴

俯卧位取穴，温和灸，以穴位局部皮肤潮红无灼痛为度。灸时会自觉热感透向深部或向周围扩散开来，感觉不明显时可加灸或延长施灸时间。

Step 3 灸双侧委中穴

俯卧位取穴，温和灸，以穴位局部皮肤潮红无灼痛为度。灸时局部会感到酸、麻、胀或沿大腿向腰部传导。感觉不明显或传导不畅时可加灸或延长施灸时间。

专家点评

腰为肾之府，肾经贯脊属肾，膀胱经夹脊抵腰中，督脉并于脊里，带脉起于季胁回身一周，所以腰肌劳损与肾、肾经、膀胱经、督脉、带脉均有密切关系。艾灸腰部痛点和腰阳关穴，可疏通局部气血。委中穴是膀胱经的合穴，"腰背委中求"，临床上常用委中穴治疗腰背部疾病，艾灸能达到通经止痛的作用。

贴心提示

1. 平时要注意保持良好的姿势，维持脊柱正常的生理弧度。长期在办公室工作的人，要注意纠正不良姿势，经常变换体位，避免使腰部维持同一姿势过长时间。

2. 长期从事弯腰劳动，或用肩扛抬重物者，应注意劳逸结合，必要时可用腰围带保护腰部。

3. 防止腰部受风寒和潮湿，不要洗冷水浴或过长时间待在冷气房内。

4. 平时经常两手握拳用手背按揉腰部，早、晚各 1 次，有益肾强腰的作用。腰痛剧者，应睡硬板床或者比较硬的床垫。

腰椎间盘突出

腰椎间盘突出主要由于腰椎间盘退行性改变，椎间盘内容物突出刺激或压迫相邻组织而致，主要表现为腰部及臀部感觉疼痛不适，一侧或双下肢麻木、反射性疼痛，咳嗽、喷嚏时疼痛加重。中医学认为本病多与外伤、肾虚及风寒外袭有关。

 选用穴位

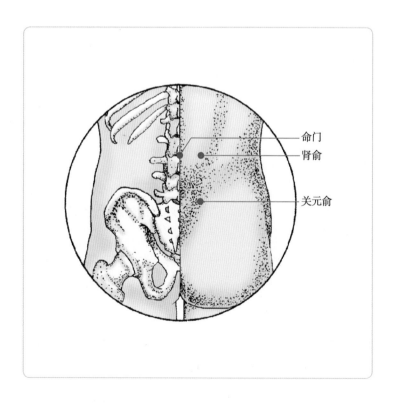

👍 艾灸方法

Step 1 灸双侧肾俞穴

俯卧位取穴，温和灸或温灸器灸，以穴位局部皮肤红晕无灼痛为度。灸时有热感深透至腹部。

Step 2 灸命门穴

俯卧位取穴，温和灸或温灸器灸，以穴位局部皮肤红晕无灼痛为度。灸时有热感深透至腹部。

Step 3 灸腰部压痛点

俯卧位取穴，温和灸或温灸器灸，以穴位局部皮肤红晕无灼痛为度。

Step 4 灸双侧关元俞穴

俯卧位取穴，温和灸或温灸器灸，以穴位局部皮肤红晕无灼痛为度。灸时自觉有热或紧、压、酸、胀、痛感沿下肢传导至足跟部者效更佳。

👍 专家点评

肾俞、命门补肾气，强健腰肌；腰部压痛点促进局部血液循环，止痛；关元俞补肾气、强壮腰肌。

👍 贴心提示

1. 急性期应睡硬板床，卧床休息，以减少突出物对神经根的刺激。

2. 症状明显好转后，可逐步进行背肌锻炼，并在腰围保护下，下地做轻微活动。

3. 注意腰部防寒保暖。

4. 发作期间忌吃螃蟹等海鲜类食物，少吃牛肉、羊肉、香菇等食物。

5. 可配合针刺及推拿治疗。

膝关节骨性关节炎

膝关节骨性关节炎是指关节软骨出现原发性或继发性退行性改变，伴软骨下骨增生，从而使关节逐渐被破坏及产生畸形，影响膝关节功能活动的一种退行性疾病，主要表现为膝关节活动受限，疼痛或僵硬感，行走和上下楼梯时疼痛明显，严重者出现晨僵、关节发硬、沉重、活动时有骨响声。中医学认为，该病多因慢性劳损、受寒、外伤或年老体弱引起的肝肾亏损、气血不足而致。

 选用穴位

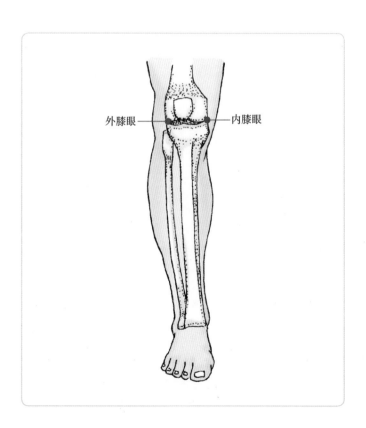

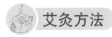 艾灸方法

STEP 1 灸膝关节压痛点

正坐，找到压痛最明显处，温和灸，以痛点局部皮肤潮红无灼痛为度。灸时会自觉有温热感透至膝关节内或向周围扩散，有时也会在疼痛局部感到酸、麻、胀、痛。

STEP 2 灸双侧内膝眼、外膝眼穴

正坐取穴，温和灸，以膝关节周围皮肤潮红无灼痛为度。灸时会自觉热感从关节内扩散至整个膝关节。

👍 专家点评

艾灸膝关节痛点或关节局部内、外膝眼穴能有效地改善疼痛局部的循环功能障碍，促进关节局部的血液循环和新陈代谢，从而起到消除炎症、缓解疼痛的作用。

👍 贴心提示

1. 应注意保暖，必要时戴上护膝，防止膝关节受凉。

2. 尽量少上下楼梯、登山、久站、提重物，避免膝关节的负荷过大而加重病情。

3. 注意走路和劳动的姿势，避免长时间下蹲，要经常变换姿势，防止膝关节长时间固定一种姿势。

4. 进行适当的功能锻炼，以增加膝关节的稳定性，防止腿部的肌肉萎缩。

5. 应多吃含蛋白质、钙质、胶原蛋白、异黄酮的食物，如奶制品、豆制品、鸡蛋、鱼虾、海带、黑木耳等，可以防止骨质疏松。

扭　伤

　　指四肢关节或躯体的软组织损伤，如肌肉、肌腱、韧带、血管等扭伤，无骨折、脱臼、皮肉破损等现象。临床表现为受伤部位肿胀疼痛，压痛明显，关节活动障碍等，中医学认为，运动不当、跌仆、过度牵拉等均可引起筋脉、关节气血壅滞，发为本病。

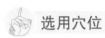 选用穴位

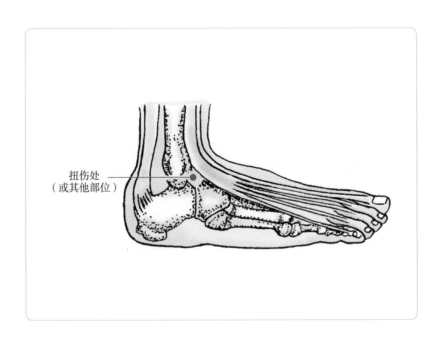

扭伤处
（或其他部位）

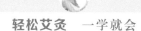
 艾灸方法

 Step 1　做好准备

正坐位或仰卧位，选择舒适的体位。

 Step 2　灸扭伤处

回旋灸，以痛点局部皮肤潮红无灼痛为度。

专家点评

艾灸患处可促进局部气血运行，起到温通经脉、消肿止痛的作用。

贴心提示

1. 急性扭伤患者，应先冷敷，以减少血肿形成，待出血停止后，再行艾灸治疗。

2. 扭伤患者要注意休息，施灸的同时可活动患处，以便提高疗效。

足跟痛

　　足跟痛是指足跟底面行走着力时出现疼痛，主要表现为足跟底面疼痛，行走或站立时加重，足跟无红肿，多在跟骨结节处触及一固定压痛点。好发于40岁以上男性，常有风湿或类风湿性关节炎或慢性损伤等。本病属中医"痹证"范畴。中医学认为，风寒湿三邪侵袭，痹阻局部经络气血，气滞血瘀，或因年老肾气亏虚，筋骨不健，发为此症。

 选用穴位

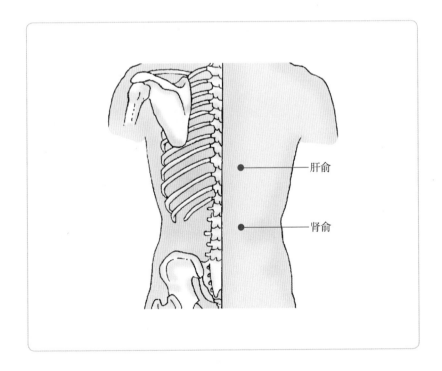

肝俞

肾俞

艾灸方法

Step 1 灸局部痛点

正坐或仰卧位取穴，温和灸，以穴位局部皮肤潮红无灼痛为度。灸时会自觉热感透向深部或向周围扩散开来，或在疼痛局部感到酸、麻、胀，疼痛也会有所缓解。

Step 2 灸双侧肝俞、肾俞穴

俯卧位取穴，温和灸，以穴位局部皮肤潮红无灼痛为度。

专家点评

艾灸局部痛点可促进局部气血运行，起到疏通气血、温通经脉、消肿止痛的作用。肝俞、肾俞是肝肾的背俞穴，艾灸能补益肝肾、强健筋骨。

贴心提示

1. 适当休息，减少走路。
2. 穿软底鞋，减少压迫，减轻疼痛。

第四章

呵护妇幼健康

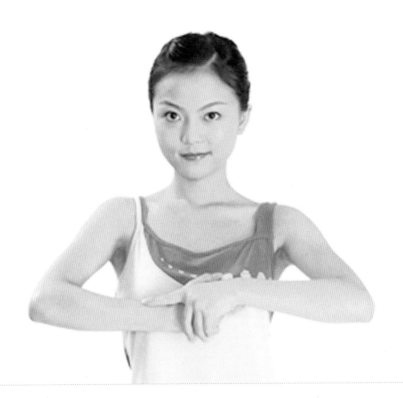

妇科病，大多数是由于寒湿、气滞血瘀、经络阻塞、血虚等引起的。明代龚居中在《痰火点雪》中说："灸法祛病之功难以枚举，凡虚实寒热、轻重远近，无往不易。"艾灸具有温经散寒、疏通经络、活血祛痹、补虚助阳的作用。只要坚持艾灸，能防治很多妇科病。在儿科疾病治疗中，对于因受凉引起的寒证或虚寒证，艾灸效果往往比较满意。小儿艾灸不同于成人，因小儿好动，多不配合，临床多采用艾条灸（温和灸）、温灸器灸，对于配合的小儿可采用隔姜灸治疗。下面介绍几种呵护妇幼健康的艾灸法。

乳腺增生

　　乳腺增生又称"小叶增生"，是妇女乳腺疾病中的常见病、多发病，是一组既非炎症又非肿瘤的良性病变。主要表现为一侧或双侧乳房部位有多个大小不等的肿块，硬而不坚，表面光滑，可以移动，边界清楚，与周围组织不粘连，有触痛，尤其在月经期症状加重，时常伴有胸胁胀闷、善郁易怒、心烦口苦、失眠多梦、神疲乏力等。本病常见于中青年妇女，其发病与卵巢功能失调有关。中医学认为，思虑伤脾，郁怒伤肝，导致气滞痰凝，瘀阻乳络而发生本病。

 选用穴位

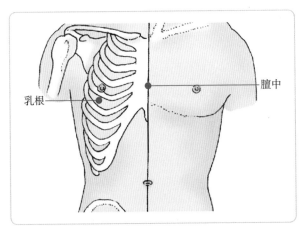

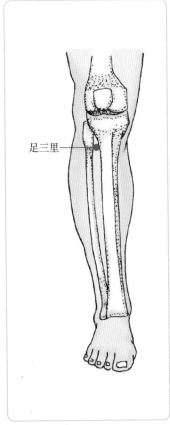

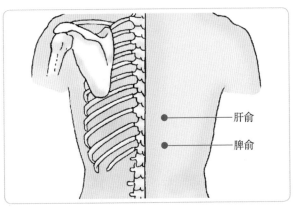

艾灸方法

Step 1　灸膻中、患侧乳根穴

正坐或仰卧位取穴，温和灸或雀啄灸，以局部皮肤红晕无灼痛为度，灸时乳房周围会有温热感。

Step 2　灸双侧足三里穴

正坐或仰卧位取穴，温和灸或雀啄灸，以局部皮肤红晕无灼痛为度。

Step 3　灸双侧肝俞、脾俞穴

正坐或俯卧位取穴，温和灸或雀啄灸，以局部皮肤红晕无灼痛为度。

专家点评

膻中穴属任脉，又是八会穴的气会穴，位于两乳之间，灸之可调理气机；阳明经分布于乳房，乳根穴位于乳房部，与足三里均为足阳明胃经穴位，灸之可疏通阳明瘀滞之经气；灸肝俞、脾俞可以疏肝补脾，通经活络，化瘀止痛。

贴心提示

1. 保持精神愉快，心情舒畅。
2. 治疗期间，应用乳罩将乳房托起。
3. 注意饮食，减少咖啡因的摄入。
4. 可以适当口服人工合成的雄激素以减轻疼痛。
5. 每天睡前用手按摩乳房局部。

原发性痛经

　　原发性痛经又称功能性痛经，是女性常见病之一，主要表现为自月经初潮开始，行经前后或月经期出现的阵发性下腹和腰骶部绞痛、小腹坠胀，伴腰酸或其他不适症状如头痛、乏力、头晕、恶心、呕吐、腹泻、腹胀等，却无生殖器官器质性病变，重者可出现脸色发白、出冷汗、全身乏力、四肢厥冷乃至晕厥等。本病的发生多与精神因素、内分泌失调、子宫位置不正或子宫发育不良等有关。中医学认为，此病多因气血运行不畅、冲任受阻所致，凡情志失调、肝郁气滞、血虚血瘀、寒凝胞宫等均可引起，其中以气滞血瘀多见。

 选用穴位

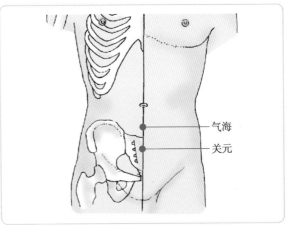

气海
关元

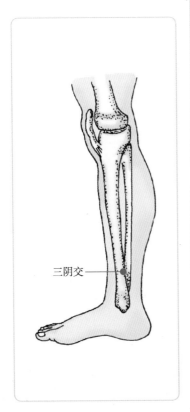

三阴交

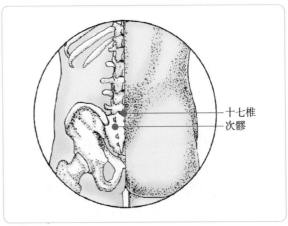

十七椎
次髎

艾灸方法

Step 1 灸关元、气海穴

仰卧位取穴，温和灸或热敏灸，以局部皮肤红晕无灼痛为度。灸时，小腹部会有温热感，疼痛也会有所缓解。

Step 2 灸次髎或十七椎穴

俯卧位取穴，温和灸或雀啄灸，以局部皮肤红晕无灼痛为度。灸时热感会深透腹腔或扩散至腰骶部，疼痛也会随之缓解。

Step 3 灸双侧三阴交穴

正坐取穴，温和灸或雀啄灸，以局部皮肤红晕无灼痛为度。灸时部分热感会向上感传至小腹，如未出现向上感传，可延长施灸的时间。

专家点评

关元为补元气的要穴，气海总调一身元气，通胞宫，灸之能益气摄血，调理冲任；三阴交为足三阴经交会穴，能温通肝、脾、肾之经气，调养经血；次髎或十七椎位于子宫附近，属于局部取穴，灸之可以温暖子宫。

贴心提示

1. 月经期要注意经期卫生，保持心情舒畅，避免精神刺激。
2. 注意保暖，防止受凉，忌食生冷。
3. 月经前后，不要过度疲劳，注意休息。
4. 做妇科检查，明确痛经原由，配合病因治疗。

胎位不正

胎位不正是指妊娠 30 周后，胎儿在子宫内位置不正不居头位。即非枕前位，而出现臀位、横位或斜位等异常胎位。孕妇无任何自觉症状，多在产前检查时发现。常见于经产妇或腹壁松弛的孕妇。中医学认为，胎儿在母体内生长发育及其运动全受母体气血支配，若孕期久站、负重劳作，使得肾气不充，冲任不固，不能维系胞宫，导致胎儿不能应时转位，从而发生胎位不正。

 选用穴位

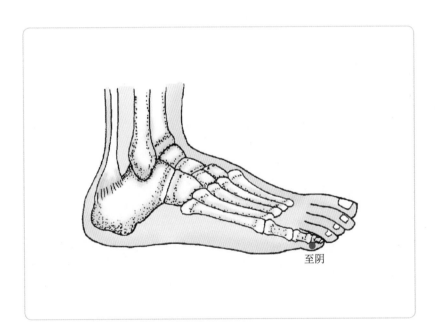

至阴

艾灸方法

Step 1 做好准备

仰靠坐位或仰卧位取穴，选择舒适的体位。

Step 2 灸双侧至阴穴

双侧穴位同时温和灸 30 ~ 40 分钟，每日 1 次，1 周为 1 疗程。

专家点评

至阴为足太阳膀胱经的井穴，是膀胱经和肾经脉气交接的重要部位，灸之可调理冲任，是纠正胎位异常的经验效穴。加灸足三里，可以补元气，养胎气。

贴心提示

1. 艾灸只对一部分胎位不正有效，艾灸 1 周后一定要到医院复查，若胎位已经纠正则应停止施灸，切不可在家一直灸到分娩。

2. 艾灸效果不明显者，可配合膝胸卧位和中药转胎，效果更佳。

3. 骨盆狭窄、子宫畸形、肿瘤或胎儿本身因素引起的胎位不正，应首先治疗原发病，以免延误产期。

产后乳少

产后乳少指产妇乳汁分泌少，或无乳汁分泌，伴有面色无华、精神疲乏、食欲不振，或情志不畅、抑郁少言、胸胁胀闷等。中医学认为，本病由于气血不足、不能生乳，或肝郁气滞、乳脉壅塞所致。

 选用穴位

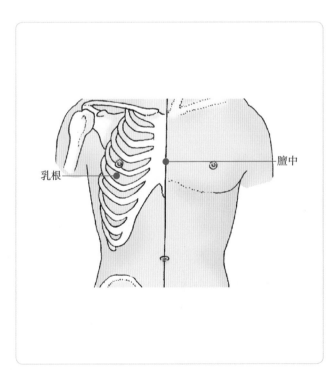

乳根　膻中

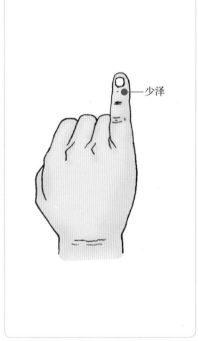

少泽

艾灸方法

Step 1 灸膻中穴

正坐或仰卧位取穴，温和灸或雀啄灸，以穴位局部皮肤红晕为度。

Step 2 灸双侧乳根穴

正坐或仰卧位取穴，温和灸或雀啄灸，以乳房周围有温热感为度。

Step 3 灸双侧少泽穴

正坐或仰卧位取穴，温和灸或雀啄灸，以穴位局部皮肤红晕为度。

专家点评

膻中穴属任脉，又是八会穴的气会穴，位于两乳之间，灸之可调气催乳；阳明经分布于乳房，乳根穴为足阳明胃经穴位，又位于乳房部，灸之可疏通阳明经气以催乳；少泽为生乳、通乳的经验效穴。

贴心提示

1. 产妇产后要保持心情舒畅，忌忧悲郁怒。
2. 注意补充营养，多吃黄豆炖猪蹄、鲫鱼汤等食物。
3. 经常清洗乳房，用热毛巾外敷，或用手按揉。
4. 哺乳中期（月经复潮后）乳汁减少，属于正常现象。

慢性盆腔炎

　　盆腔炎症是女性盆腔生殖器官炎症的总称，包括子宫内膜炎、输卵管炎、输卵管卵巢脓肿、盆腔腹膜炎等。主要表现为腹痛、腰骶酸痛、下腹坠胀不适、白带增多、月经不规律等，急性期可伴有发热。盆腔炎症的发生多因妇科手术中无菌操作不严格引起逆行感染所致。中医学认为，盆腔炎症多由湿热、湿毒、瘀血内阻所致。盆腔炎症急性期若治疗不彻底，往往会迁延为慢性盆腔炎。

 选用穴位

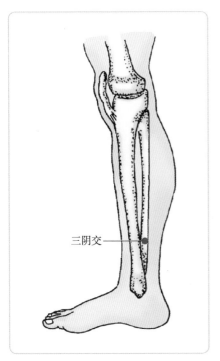

三阴交

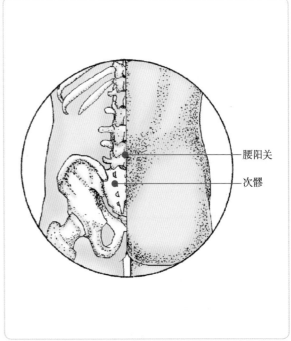

腰阳关

次髎

艾灸方法

Step 1 灸双侧三阴交穴

正坐或仰卧位取穴，温和灸或雀啄灸，以穴位局部皮肤潮红无烧灼感为度。灸时可感受温热感从施灸处传达到腹部，如感传不能充分到达可以延长温和灸的时间。

Step 2 灸腹部压痛点

仰卧位取穴，温和灸或雀啄灸，以痛点局部皮肤潮红无烧灼感为度。灸时可自觉痛点温热舒服，且温热感向深部传导至腹腔。

Step 3 灸腰阳关、双侧次髎穴

俯卧位取穴，温和灸或雀啄灸，以穴位局部皮肤潮红无烧灼感为度。灸时可自觉有温热感深达腹腔或向腰骶部传导。

专家点评

三阴交是足太阴脾经穴位，又是足三阴经的交会穴，灸之可以健脾利湿、疏肝理气、滋补肾气；腹部压痛点属于局部取穴，可以疏通局部气血，达到"通则不痛"之效；腰阳关和次髎位于盆腔附近，灸之可疏通局部经脉，调理气血。

贴心提示

1. 急性盆腔炎首选抗生素治疗，艾灸疗法只作为配合。

2. 半卧位休息，多饮水，吃容易消化的食物。

3. 炎症未消除之前禁止性交，患者的性伴侣也要同时进行抗生素治疗，以免发生再次感染。

更年期综合征

更年期综合征是指更年期妇女（中年至老年过渡期）因卵巢功能衰退直至消失，在绝经前后出现的一系列以内分泌紊乱和植物神经功能失调为主的症候群，主要表现为抑郁焦虑、敏感多疑、睡眠障碍、性功能减退、潮热、烦躁易怒等，常伴有脂肪、水盐、钙磷、糖等代谢障碍。本病属中医"绝经前后症候""经断前后诸症"范畴。中医学认为妇女在绝经前后，肾气逐渐衰弱，精血不足，冲任空虚，生殖功能逐渐减退以至丧失，脏腑功能也逐渐减弱，体内阴阳逐渐失去平衡，发为本病。

选用穴位

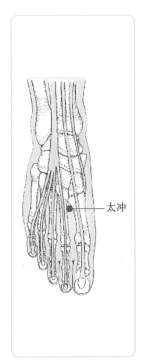

太冲

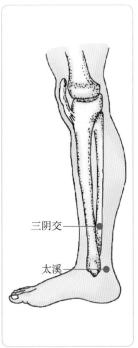

三阴交

太溪

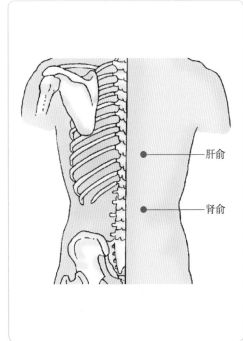

肝俞

肾俞

艾灸方法

Step 1　灸双侧太溪、太冲穴

正坐或仰卧位取穴，温和灸或雀啄灸，使局部产生温热感，直至皮肤出现红晕为止。

Step 2　灸双侧肝俞、肾俞穴

俯卧位取穴，温和灸，使穴位局部皮肤充血红晕为度。

Step 3　灸双侧三阴交穴

正坐或仰卧位取穴，温和灸或雀啄灸，使局部产生温热感，直至皮肤出现红晕为止。

专家点评

太溪为肾经原穴，配合肾俞，可以补肾精；肾藏精，肝藏血，"肝肾同源"，精血互生，取肝经的原穴太冲配肝俞，可以补肝血，血足则精足；三阴交是足三阴经的交会穴，共同起到补益精血的作用。

贴心提示

1. 保持心情愉快，情绪稳定，消除顾虑。
2. 避免过度劳累，保证充足睡眠。
3. 积极参加各种娱乐活动，加强锻炼。

小儿厌食症

　　小儿厌食又称"恶食"，是小儿消化功能紊乱的常见症状之一。主要表现为小儿长时间不思饮食或纳食不香，饮食少或拒进饮食，面色少华，形体偏瘦。主要见于全身性疾病或消化道的局部疾病，多与不良饮食习惯和教养不当有关。中医学认为，小儿"脾常不足"，过食油腻肥甘或生冷之物，均可损伤脾胃，加上小儿偏食、挑食均可导致脾失健运，胃不思纳，脾胃不和，发为厌食症。

 选用穴位

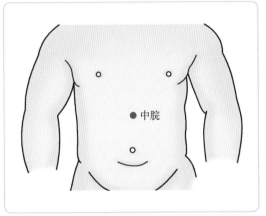

中脘

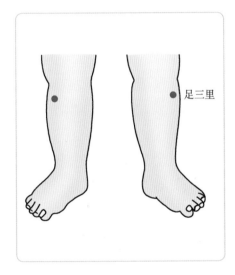

● 足三里

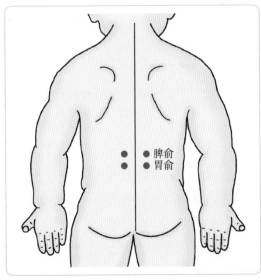

● 脾俞
● 胃俞

艾灸方法

Step 1 灸中脘穴

仰卧位取穴，温和灸或雀啄灸，胃部会有温热舒适感，以局部皮肤红晕无灼痛为度。

Step 2 灸双侧足三里穴

仰卧位取穴，温和灸或雀啄灸，局部有温热感，以局部皮肤红晕无灼痛为度。

Step 3 灸双侧脾俞、胃俞穴

俯卧位取穴，温和灸或隔姜灸，或隔姜灸5~8壮，以局部皮肤红晕无灼痛为度。

专家点评

中脘穴属任脉，为足阳明胃经的募穴，八会穴之一（腑会中脘），也是任脉、手少阳、手太阳、足阳明经之交会穴。足三里是足阳明胃经的合穴，两穴相配，可以健脾和胃、补中益气、帮助消化，主治各种脾胃功能失调所致病症。脾俞、胃俞分别是足太阴脾经和足阳明胃经的背俞穴，两者相配也可以调理脾胃脏腑功能。

贴心提示

1. 施灸时应将食、中二指置于施灸部位两侧，以测知局部受热程度，以防烫伤。若患儿不配合则不宜采用隔姜灸。隔姜灸过热时可上下小范围移动姜片，避免烫伤。

2. 纠正不良饮食习惯，定时饮食，禁止饭前吃零食，防止偏食；饮食不宜过饥过饱，应食用易于消化的食物；

3. 家长可每天给予10~30克山楂糕，以增进食欲；还可以将晒干的鸡肫皮研粉，每次服1~3克，每日2~3次。

4. 改善小儿消化系统功能的红豆山药粥：红豆15克，干山药15克，将红豆、山药洗净，放入锅内加清水适量，用大火煮沸后，转用小火续煮至红豆半熟，加山药片、白糖少许煮熟烂，每天1次，当作早餐喂宝宝。

小儿疳积（小儿营养不良）

　　小儿疳积俗称"奶痨"，是一种小儿慢性营养缺乏症。主要表现为：轻者体重增长缓慢或停滞，甚至下降，重者皮下脂肪消失，出现进行性消瘦，肌肉内脏萎缩，伴有面黄肌瘦、厌食乏力、头发干枯等。多见于3岁以内的小儿，常因喂养不当，蛋白质、能量摄入不足所致，也可继发于某些疾病。中医学认为，小儿的脾胃运化功能尚未健全，容易为饮食所伤，乳食无度，或食肥甘生冷，或饮食不洁，均能导致脾胃运化功能失调，气血生化无源，出现脏腑失养、津液干涸、形体羸瘦，进而影响生长发育，形成疳积。

选用穴位

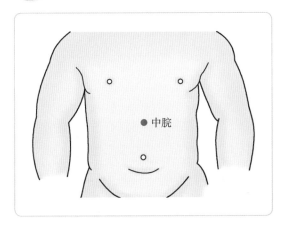

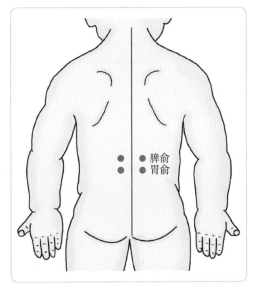

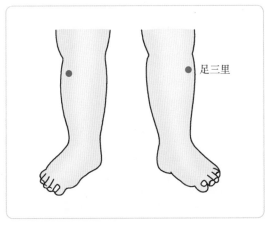

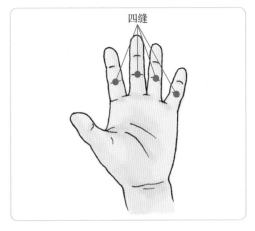

艾灸方法

Step 1　灸中脘穴

仰卧位取穴，距离穴位5厘米（比成人要高一些）处进行温和灸或雀啄灸，灸约3～5分钟后将艾条徐徐移近穴位，但是距离不得少于3厘米，以免灼伤皮肤或惊醒患儿，灸1～2分钟后，将艾条提至5厘米处，重复施灸，每次灸15～20分钟，以穴位局部有温热感即可。

Step 2　灸双侧足三里穴

仰卧位或正坐取穴，方法同上。

Step 3　灸双侧脾俞、胃俞穴

俯卧位取穴，温和灸或隔姜灸5～8壮，以局部皮肤红晕无灼痛为度。

Step 4　灸双侧四缝穴

仰卧位或正坐取穴，艾灸方法同上。也可以用采血针（缝衣针）经75%酒精消毒后，点刺该穴，挤出少量黄白色液体即可。

专家点评

中脘穴属任脉，为足阳明胃经的募穴，八会穴之一（腑会中脘），也是任脉、手少阳、手太阳、足阳明经之交会穴；足三里属胃经，是足阳明胃经的合穴、胃的下合穴，两穴相配，可以健脾胃、调气血、补虚弱，主治各种消化系统疾患。脾俞、胃俞分别是足太阴脾经和足阳明胃经的背俞穴，两者相配也可以调理脾胃脏腑功能。四缝是经外奇穴，有驱虫、消积、调理脾胃的功能，主治小儿疳积、胃脘痛、腹胀、消化不良等。

贴心提示

1. 在患儿熟睡时施灸，术者应将食指、中指放在穴位两侧，以感知温度，避免烫伤小儿皮肤，特别婴幼儿在灸时会哭闹，会动，则更要认真、谨慎，注意艾火的高度。

2. 婴幼儿尽可能母乳喂养，乳食不宜过饥过饱，断乳时，应给予易消化而富有营养的食物。

3. 小儿喂养要定时、定量，增加辅食要先稀后干、先素后荤。

4. 防止小儿挑食、偏食，不食不洁食物。若是寄生虫引起的疳积，则应先驱虫治疗。

5. 家长平时可用胡萝卜（约250克）、粳米（50克）一同煮粥空腹食用，有宽中下气、消积导滞的作用；还可以选用鲜鲈鱼肉50克，牡蛎20克，陈皮10克，同煮汤食用。

小儿腹泻

　　小儿腹泻又称"泄泻"，主要表现为排便次数增多，粪便稀薄，或泻水样便。四季均可发病，夏秋两季多见，2岁以下的婴幼儿发病率高，可见于多种胃肠道疾病。中医学认为，婴幼儿脾常不足，常因感受外邪，伤于乳食，或脾胃虚寒，导致脾胃运化功能失调而发生泄泻。

 选用穴位

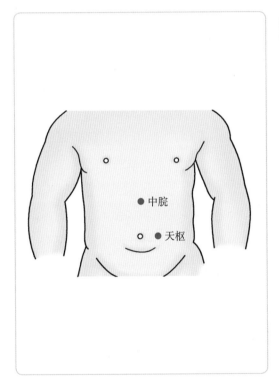

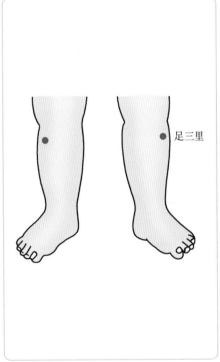

艾灸方法

Step 1 灸中脘穴

仰卧位取穴，距离穴位5厘米（比成人要高一些）处进行温和灸，灸3～5分钟后将艾条徐徐移近穴位，但是距离不得少于3厘米，以免灼伤皮肤或惊醒患儿，灸1～2分钟后，将艾条提至5厘米处，重复施灸，以局部皮肤潮红为度。

Step 2 灸双侧天枢穴

仰卧位取穴，方法同上。

Step 3 灸双侧足三里穴

仰卧位取穴，温和灸或雀啄灸，以皮肤潮红无灼痛为度。

专家点评

中脘穴属任脉，为足阳明胃经的募穴，八会穴之一（腑会中脘），也是任脉、手少阳、手太阳、足阳明经之交会穴。天枢穴属足阳明胃经，为手阳明大肠经的"募穴"。从位置上看，中脘穴和天枢穴正好位于胃肠道附近，艾灸此二穴能促进胃肠道的良性蠕动，增强胃动力。足三里属足阳明胃经，为足阳明胃经的合穴、下合穴，艾灸足三里可以健脾和胃，调节脾胃功能。

贴心提示

1. 在患儿熟睡时施灸，术者应将食指、中指放在穴位两侧，以感知温度，避免烫伤小儿皮肤，特别婴幼儿在灸时会哭闹，会动，则更要认真、谨慎，注意艾火的高度。

2. 注意饮食卫生，忌食不洁、生冷食物，注意饮食调养，尽量给予流质易消化食物，少食或不食不易消化的食物。

3. 注意保暖，防止受风寒。

4. 家长可用红枣10个、生姜30克煎汤代茶饮，也可用扁豆煮水代茶饮。

5. 对于暴泻不止，有明显脱水症状的小儿应急送医院治疗，以免延误病情。

小儿遗尿症

　　小儿遗尿症俗称"尿床"，主要表现为3岁以上，特别是5岁以上小儿在夜间熟睡时不自主地排尿，或日间常有尿频、尿急或排尿困难、尿流细等。多与遗传、膀胱功能成熟延迟、睡眠过深等因素有关。中医学认为，小儿身体虚弱，先天肾气不足，造成膀胱虚冷，脾肺气虚，脏腑功能紊乱，膀胱失去约束功能，发生遗尿。

选用穴位

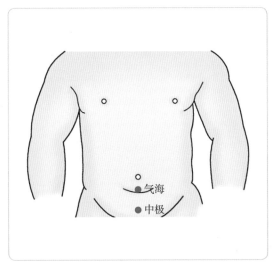

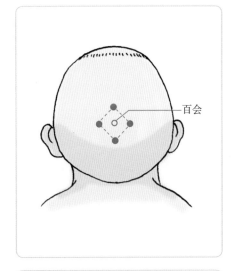

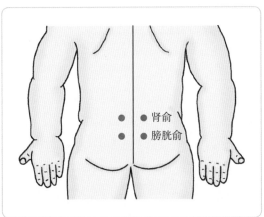

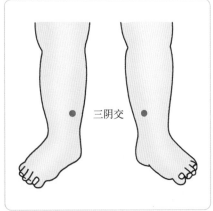

艾灸方法

Step 1 灸气海、中极穴

仰卧位取穴，温和灸或雀啄灸，以小腹部的热感向腹腔深透消失为度。

Step 2 灸百会穴

正坐或仰卧位取穴，一手将头发拨开，另一手持艾条在距离穴位 4～5 厘米处进行温和灸或雀啄灸，每次灸 20～30 分钟，以热感向穴位四周扩散消失为度。

Step 3 灸双侧三阴交穴

仰卧位取穴，用温和灸或雀啄灸，以热感沿下肢向上传导消失为度。

Step 4 灸双侧肾俞、膀胱俞穴

俯卧位取穴，温和灸或隔姜灸 5～8 壮，以局部皮肤红晕无灼痛为度。

专家点评

气海、关元、中极属于任脉，位于膀胱附近，艾灸气海可以培补元气，关元能温补肾阳，中极是膀胱募穴，为膀胱之气结聚于腹部的腧穴，用于治疗膀胱的病证。百会为诸阳之会，灸之可以提升阳气。肾俞和膀胱俞分别是肾经和膀胱经的背俞穴，可以调节肾和膀胱功能。以上穴位配合使用，可以达到温肾驱寒止遗之效。艾灸可激发神经调节经络脏腑气血功能，促使脏腑阴阳平衡。

贴心提示

1. 施灸时应将食、中二指置于施灸部位两侧，以测知局部受热程度，以防烫伤。灸百会时应注意避免烧灼头发。

2. 应避免白天过度劳累，安排孩子按时休息，晚上早点睡觉较好。

3. 睡前提醒小儿排尿，睡后每夜按时唤醒排尿 1～2 次，逐渐养成自行排尿的习惯，家长切勿因遗尿而惩罚或责备孩子。

4. 晚餐不要过咸，晚餐后少吃甜食和高蛋白饮料，以免引起口渴，晚餐后尽量控制喝水和饮料、牛奶等，可吃少量水果。

5. 家长还可以煮金樱芡实粥给孩子吃，用金樱子 15 克，芡实 10 克，大米适量，共煮粥，加盐调味，食粥及芡实。还可将韭菜根洗净后，放入干净纱布中绞取汁液，煮开温服。

小儿脑性瘫痪

　　小儿脑瘫是指出生前至出生后 1 个月内因各种原因所致的非进行性脑损伤综合征。主要表现为肢体瘫痪、肌肉挛缩、智力下降、视力障碍等。小儿脑瘫多由大脑损伤导致脑缺氧和颅内压升高引起。本病属于中医的"五迟""五软"的范畴。五迟是指立迟、行迟、发迟、齿迟、语迟；五软是指头颈软、口软、手软、脚软、肌肉软。中医学认为，小儿脑瘫的病因多见于父母精血不足，孕母受惊吓或抑郁悲伤，扰动胎气导致胎儿先天禀赋不足，精血亏损，不能充养髓脑；或后天调护失当，脾肾两虚、精血化生不足所致。

 选用穴位

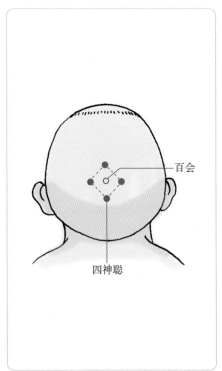

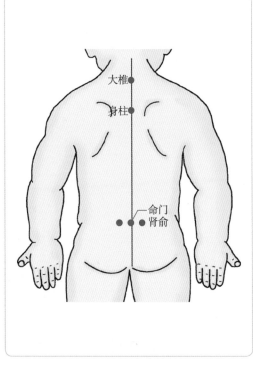

艾灸方法

Step 1　灸百会、四神聪穴

正坐或俯卧位取穴，将百会、四神聪上覆盖的头发拨开，采用上下左右移动之法进行温和灸，每次灸 20 ~ 30 分钟，以局部皮肤有温热感而无灼痛为度。

Step 2　灸大椎、身柱、命门、双侧肾俞穴

俯卧位取穴，无瘢痕灸 3 ~ 8 壮，以灸至皮肤红晕为止。若上肢运动障碍可配合曲池、后溪、合谷等穴施无瘢痕灸；下肢运动障碍可配合环跳、足三里、阳陵泉、悬钟等穴施无瘢痕灸。

专家点评

本病主要选取督脉的穴位为主，督脉为阳脉之海，又与脑相通，以上穴位有扶助阳气、通达经脉、上升脑户、旁振四肢的作用，对于大脑发育不全与肢体偏废疗效明显。灸百会、四神聪能健脑，提升阳气到达脑部；灸大椎能温阳通阳，清心宁神，健脑，增强体质，强壮全身；灸身柱能温补元阳，调和气血，促进青少年的生长发育；灸命门、肾俞能温补肾阳。

贴心提示

1. 施灸时应将食、中二指置于施灸部位两侧，以测知局部受热程度，以防烫伤。灸百会时应注意避免烧灼头发。

2. 灸后注意保持局部皮肤适当温度，防止受凉，影响疗效。

3. 注意防止艾火灼伤皮肤。如有起疱，可用酒精消毒后，用毫针将水疱挑破，再涂上龙胆紫。

4. 坚持长期治疗；可用中医药与针刺、艾灸治疗相结合。

第五章

美容美体保健灸

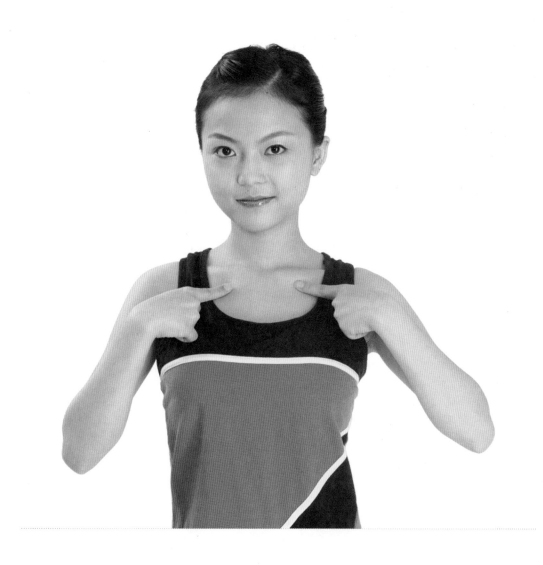

晋代著名女灸法家鲍姑认为，灸法"不独愈病，且并获美艳"。说的是灸法不仅仅能治疗疾病，而且能使人光彩照人，达到美容的效果。然而艾灸的"美容"作用与我们日常生活中理解的"美容"方式是不同的，艾灸美容指的是通过艾灸的方法治疗损害容貌的疾病，以恢复正常的容貌，如黄褐斑、痤疮、眼袋、黑眼圈、面瘫等。现代研究也表明，艾灸能提高人体免疫力，促进人体血液循环，从而使皮肤光滑润泽、致密而有弹性。这就是艾灸美容的真正含义所在。下面介绍几种美容美体保健灸的方法。

除眼袋

眼袋指的是下眼睑皮肤、皮下组织、肌肉及眶隔松弛，即下眼睑浮肿。眼袋常见于 40 岁以上的中老年人，不论男女均可发生，它是人体开始老化的早期表现之一。眼睑是全身皮肤中最薄、最脆弱的部位，加上汗腺和皮脂腺分泌、持续不断的眨眼动作及长期暴露在辐射及阳光下，使它成为最容易受伤的部位。周围血管回流不畅时，淋巴代谢也会减缓，也会使得多余的水分及血液积聚在下眼睑，形成肿胀。中医学认为，眼袋是由于脾失健运、水湿潴留、湿滞胞睑、肌肤浮肿所致，治疗以健脾利湿、补中益气，运化水液，濡养肌肤为主。

 选用穴位

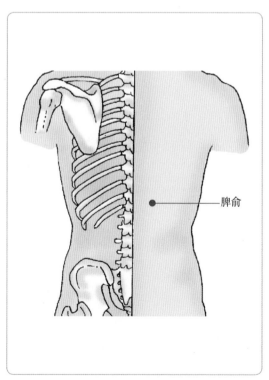

脾俞

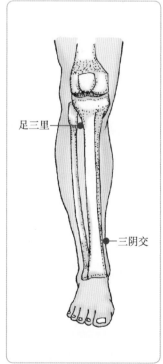

足三里

三阴交

艾灸方法

Step 1　灸双侧脾俞穴

俯卧位取穴，温和灸或隔姜灸，以穴位局部皮肤红晕无灼痛为度。

Step 2　灸双侧足三里穴

正坐或仰卧位取穴，温和灸或雀啄灸，以穴位局部皮肤红晕无灼痛为度。

Step 3　灸双侧三阴交穴

正坐或仰卧位取穴，温和灸或雀啄灸，以穴位局部皮肤红晕无灼痛为度。

Step 4　灸眼周局部

仰卧位取穴，闭眼全身放松，温和灸、回旋灸或雀啄灸，以穴位局部皮肤红晕无灼痛为度。

专家点评

脾俞可增强机体对营养的吸收能力，使新陈代谢的机能旺盛，促进血液循环，提高造血功能。足三里具有强壮和保健作用，可改善机体对营养成分的吸收，而增强免疫能力。三阴交可以调整机体的阴阳平衡，对内分泌失调而出现的各种症状均有平衡作用，是女性常用的穴位。灸眼周局部可改善局部血液、体液循环。

贴心提示

1. 加强局部按摩，不要用眼过度。
2. 保持精神愉快，心情舒畅。
3. 尽量白天多喝水，晚上少喝水。
4. 控制每日盐的摄入量。

消黑眼圈

　　黑眼圈也是我们常说的"熊猫眼"，是由于经常熬夜、情绪不稳定引起眼部疲劳、衰老导致静脉血管血流速度过于缓慢，形成组织慢性缺氧，造成眼部色素沉着。主要表现为眼睛周围黑黑的一圈，看起来疲倦、无精打采，感觉睡眠不足、精神不济。中医学认为，肾水不足、虚火上炎、房事过度或产后失调，都会导致黑眼圈的形成，而滋阴补肾、清降虚火、补虚润肤、化瘀通络，是消除黑眼圈最好的方法。

 选用穴位

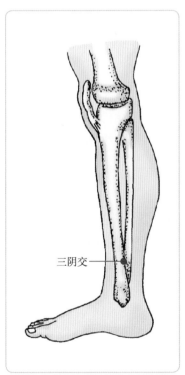

三阴交

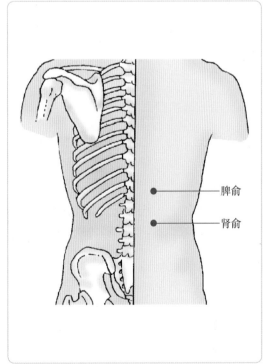

脾俞

肾俞

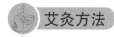 艾灸方法

 灸双侧三阴交穴

正坐或仰卧位取穴，温和灸、回旋灸或雀啄灸，以穴位局部皮肤红晕无灼痛为度。

Step 2 灸双侧脾俞、肾俞穴

俯卧位取穴，温和灸或隔姜灸，以穴位局部皮肤红晕无灼痛为度。

 专家点评

　　脾俞可增强机体对营养的吸收能力，使新陈代谢机能旺盛，促进血液循环和提高造血机能。三阴交可调整机体的阴阳平衡，对内分泌失调而出现的各种症状，均有平衡作用，是女性常用穴。肾俞可调整内分泌失调而造成的身体过于肥胖或过于消瘦，肌肉松弛，四肢不温或月经不调。

贴心提示

　　1. 注意休息，不能疲劳或熬夜，适当运动，低盐饮食。

　　2. 改正不良的饮食习惯，勿摄入过咸和刺激性过大的食物，勿过多抽烟、喝酒。

　　3. 加局部按摩或眼保健操。

祛除黄褐斑

　　黄褐斑也称为肝斑和蝴蝶斑，是发生在颜面的色素沉着斑。现代医学认为，黄褐斑多由内分泌失调、精神压力大、各种疾病（肝肾功能不全、妇科病、糖尿病）等以及体内缺少维生素及外用化学药物刺激引起。中医学认为，黄褐斑的发生大多与肝、脾、肾三脏功能失调有关，而决非仅由面部皮肤局部的病变引起。只有内外结合、标本兼顾，才能使气血充盛、脏腑功能正常、阴阳协调，黄褐斑才会随之消失。

 选用穴位

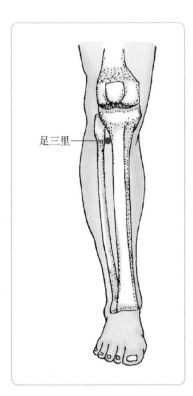

足三里

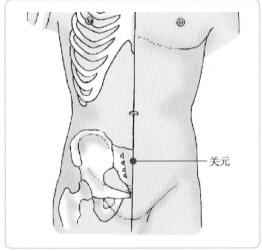

关元

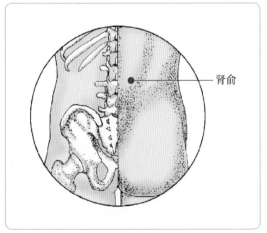

肾俞

艾灸方法

Step 1　灸关元穴

仰卧位取穴，温和灸或隔姜灸，以穴位局部皮肤红晕无灼痛为度。

Step 2　灸双侧足三里穴

仰卧位取穴，温和灸或隔姜灸，以穴位局部皮肤红晕无灼痛为度。

Step 3　灸双侧肾俞穴

俯卧位取穴，温和灸或隔姜灸，以穴位局部皮肤红晕无灼痛为度。

专家点评

　　关元穴可以健康长寿、增强体质，增强机体对营养物质的吸收能力；足三里具有强壮和保健作用，可改善机体对营养成分的吸收，促进新陈代谢；肾俞具有强壮和保健作用，能提高机体的免疫力。整体配合，可温运血行，血行则瘀化，清除积存已久的瘀滞（褐斑）。

贴心提示

1. 注意不要长时间在阳光下暴晒。
2. 多吃新鲜水果蔬菜，少食辛辣等刺激性食物。
3. 保持心情愉快，多运动。
4. 积极治疗各种疾病（肝肾疾病、月经不调、内分泌功能障碍等）。
5. 可加刮痧治疗。

远离痤疮

痤疮又称"粉刺""青春痘""暗疮"等，多发生于男女青春期，尤以颜面部为多，亦可见于胸背上部及肩胛部。临床以女性多发，病程缠绵，此愈彼起，一般在 28 ~ 30 岁自然消失，因化妆品引起者停用 3 个月可渐渐消失。现代医学认为，痤疮是由于内分泌紊乱、免疫功能降低，维生素和微量元素缺乏所造成。中医则认为，过食肥甘厚味以致脾胃湿热内蕴上蒸，或肺经蕴热、外受风邪，或冷水渍洗、血热蕴结，均能酿成痤疮。

 选用穴位

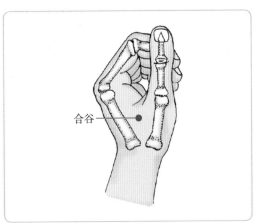

合谷

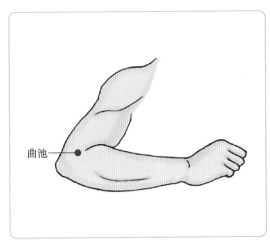

曲池

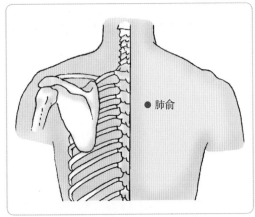

肺俞

艾灸方法

Step 1 灸双侧曲池穴

仰卧位或坐位取穴，用小艾炷灸或温和灸，以局部皮肤潮红为度。

Step 2 灸双侧合谷穴

仰卧位或坐位取穴，温和灸，以局部皮肤潮红为度。

Step 3 灸双侧肺俞穴

俯卧位取穴，温和灸或隔姜灸，以局部皮肤潮红为度。

专家点评

曲池具有清热、凉血、解毒、抗炎的作用；"面口合谷收"，面部各种疾病的治疗，合谷是必用穴位；肺俞穴可以治疗肺热所致面部疾患；湿热较重者可以艾灸阳陵泉健脾利湿。

贴心提示

1. 多吃新鲜水果蔬菜，少食辛辣等刺激性食物。
2. 保持心情愉快，多运动。
3. 注意脸部的清洁，慎用化妆品。

抗衰老

　　随着年龄的增长，皮肤也会发生相应的变化。25岁以后，皮肤的弹力纤维和胶原纤维渐渐发生变化，会出现鱼尾纹。30岁以后，前额易出现细微的额纹。40岁以后，面部的各种皱纹都渐渐明显，鼻唇沟也会加深、扩张。衰老性肌肤多属荷尔蒙代谢障碍所引起，中医学认为是"阴血不足，肤失濡养，瘀血阻络，肌肤失容"。灸疗可滋阴养血，润燥生津，疏通经络，濡肌除皱。

 选用穴位

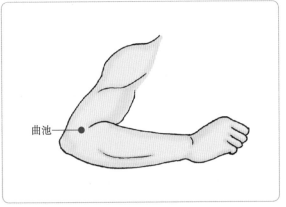

曲池

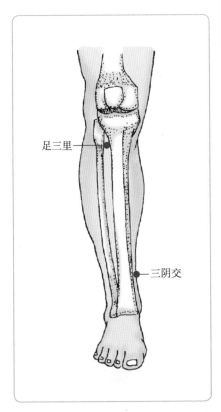

足三里

三阴交

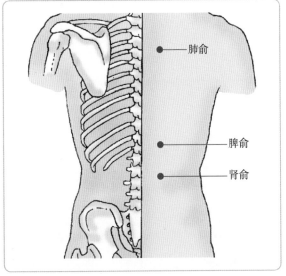

肺俞

脾俞

肾俞

艾灸方法

Step 1 灸双侧三阴交穴

仰卧位取穴，温和灸，以局部皮肤潮红为度。

Step 2 灸双侧足三里穴

仰卧位取穴，温和灸，以局部皮肤潮红为度。

Step 3 灸双侧曲池穴

仰卧位取穴，温和灸，以局部皮肤潮红为度。

Step 4 灸双侧肺俞、脾俞、肾俞穴

俯卧位取穴，温和灸或隔姜灸，以局部皮肤潮红为度。

专家点评

三阴交可调整机体的阴阳平衡，对内分泌失调而出现的各种症状均有平衡作用，是女性常用的穴位；足三里具有强壮和保健作用，可改善机体对营养成分的吸收，促进新陈代谢；曲池具有清热、凉血、解毒、抗炎的作用；肺俞可增强表皮细胞的代谢能力；脾俞可增强机体对营养物质的吸收能力，使陈新代谢的机能旺盛，促进血液循环，提高造血功能；肾俞对内分泌失调而造成的身体过于肥胖或过于消瘦、肌肉松弛、四肢不温或月经不调疗效显著。

贴心提示

1. 保持心情舒畅。
2. 保证充足的睡眠，避免熬夜。
3. 戒烟戒酒。
4. 积极参加各种娱乐活动，加强锻炼。
5. 适当补充胶原蛋白。

丰　胸

　　女性到 13 岁左右，由于卵巢的发育逐渐成熟，乳房也渐渐增大丰满，但乳腺并不发达，随着月经的来潮及卵巢雌激素的分泌，乳腺组织、乳腺小叶间结缔组织和细胞增多，乳房也渐渐发育成熟，并且丰满、挺拔。而乳房下垂则成了女性衰老的重要标记，不但影响形态曲线美，也会给女性带来很多生活上的不适。现代医学认为，乳房下垂由于内分泌失调，雌激素分泌降低而造成；中医学认为多因脾胃虚弱，运化失健，或脾胃阳虚，肤失濡养造成。

 选用穴位

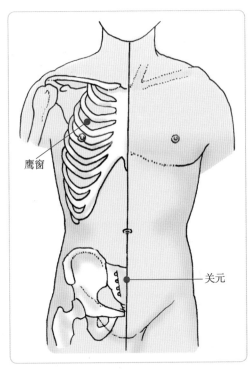
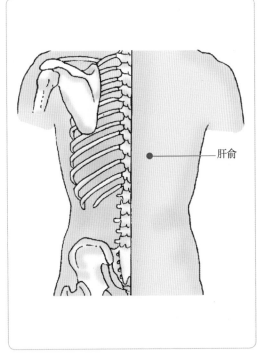

鹰窗

肝俞

关元

艾灸方法

Step 1 灸关元穴

仰卧位取穴，温和灸或隔姜灸，以局部皮肤潮红为度。

Step 2 灸双侧鹰窗穴

仰卧位取穴，用温和灸，以局部皮肤潮红为度。

Step 3 灸双侧肝俞穴

俯卧位取穴，温和灸或隔姜灸，每次艾条灸20～30分钟，或隔姜灸3～5壮，以局部皮肤潮红为度。

专家点评

关元有强壮和保健的作用，可调节女性内分泌平衡，灸之能益气摄血、调理冲任；肝俞可改善皮肤色素沉积及血液循环障碍，还可疏肝理气；鹰窗可疏调局部气血。

贴心提示

1. 保持心情舒畅。
2. 适当补充胶原蛋白。
3. 配合胸部按摩。

帮肝脏"减肥"

脂肪肝是由于脂肪在肝细胞内过度沉积所引起的病症，一般分为酒精性脂肪肝和非酒精性脂肪肝两大类。酒精性脂肪肝与酗酒有关，非酒精性脂肪肝主要与肥胖或其他脂代谢异常有关。单纯的脂肪肝多无明显症状，但若不加以防治，可进一步引起脂肪性肝炎，导致脂肪性肝纤维化、脂肪性肝硬化。艾灸可以改善肝脏脂肪的浸润程度，对防治非酒精性脂肪肝有较好的作用，尤其适用于轻、中度脂肪肝患者。

 选用穴位

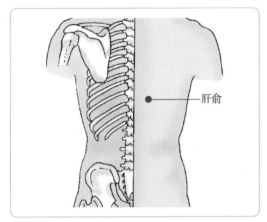

肝俞

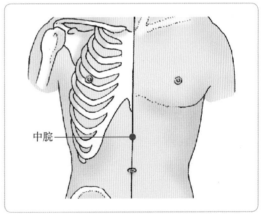

中脘

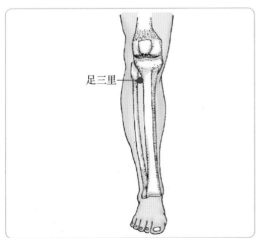

足三里

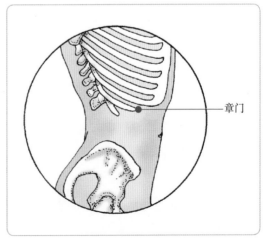

章门

艾灸方法

Step 1 灸双侧肝俞、章门穴

正坐或俯卧位取穴，回旋灸或用温灸器灸至局部热感明显时改用温和灸，以穴位局部皮肤潮红无灼痛为度。

Step 2 灸中脘穴

正坐或仰卧位取穴，温和灸，以穴位局部皮肤潮红无灼痛为度。

Step 3 灸双侧足三里穴

仰卧位取穴，温和灸，以穴位局部皮肤潮红无灼痛为度。

专家点评

肝俞穴是肝经的背俞穴，章门穴是胆经的募穴，肝胆经是相表里的两条经脉，两者配伍可以起到舒肝利胆作用，能有效帮助肝脏代谢多余的脂肪。中脘穴是胃经的募穴，足三里是胃经的合穴，两者配伍使用可以增强胃的消化吸收功能，调节血脂代谢。

贴心提示

1. 积极参加锻炼。
2. 均衡饮食，减少油腻、高脂食物的摄入量。
3. 可配合拔罐治疗。

腹腰部塑形

对女性来说，16 ~ 46 岁有 3 次明显的体型变化，其中变化最剧烈的是 38 岁前后，此期肌肉开始下垂，腰间的脂肪赘肉增加，小肚腩突出。造成这种现象的原因有肌肉老化、荷尔蒙平衡遭到破坏以及疲劳等。

 选用穴位

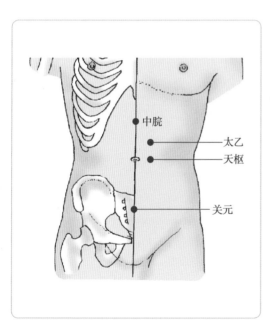

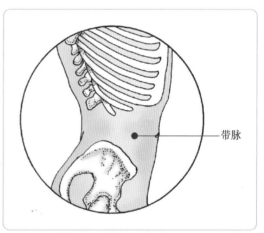

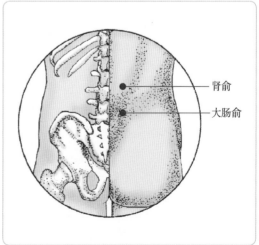

中脘

太乙

天枢

关元

带脉

肾俞

大肠俞

艾灸方法

腹部减肥

Step 1 灸中脘穴

仰卧位取穴，温和灸，以局部皮肤潮红为度。

Step 2 灸关元穴

仰卧位取穴，温和灸，以局部皮肤潮红为度。

Step 3 灸双侧大肠俞穴

俯卧位取穴，温和灸或隔姜灸，以局部皮肤潮红为度。

腰肌减肥

Step 1 灸双侧天枢穴

仰卧位取穴，温和灸，以局部皮肤潮红为度。

Step 2 灸双侧太乙穴

仰卧位取穴，温和灸，以局部皮肤潮红为度。

Step 3 灸双侧带脉穴

仰卧位取穴，温和灸，以局部皮肤潮红为度。

Step 4 灸双侧肾俞穴

俯卧位取穴，温和灸或隔姜灸，以局部皮肤潮红为度。

专家点评

腹部减肥：关元穴有强壮和保健的作用，可增强腹部肌纤维的弹性，更可调节女性内分泌平衡，治疗月经不调、遗尿、小便频数、尿闭、月经不调、带下、不孕等。大肠俞可增加腰、背、腹部肌肉弹性，治疗便秘、腹胀、腹泻等。中脘穴可增强胃对食物的消化和吸收能力，治疗胃痛、呕吐、吞酸、腹胀等。

腰肌减肥：天枢穴可治疗腹胀肠鸣、绕脐痛、便秘、月经不调等。太乙穴可增强腰部肌纤维的弹性，对断裂弹力纤维有修复和再生能力，同时可治疗胃痛、呕吐等。带脉可治疗妇女内分泌不平衡而导致的月经不调、闭经、带下及过度肥胖。肾俞可治疗内分泌失调而造成的身体过于肥胖或过于消瘦、肌肉松弛、四肢不温、月经不调、腰痛、遗尿、遗精、白带、水肿、耳鸣等。

贴心提示

1. 灸治期间应多食蔬菜，少摄入脂肪、糖等高热量饮食。

2. 多运动或参加体力劳动；不能饭后马上睡觉。

第六章

养生保健灸

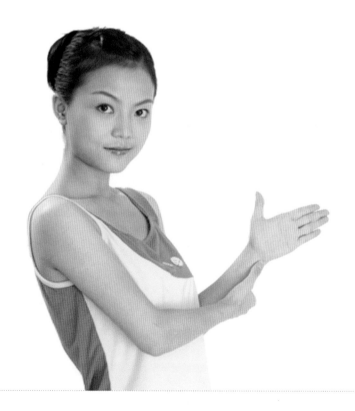

养生保健灸是指无病时在某些特定穴位上施灸，能增强身体的抗病能力，从而达到祛病延年、抗衰老的目的。中医学认为，无病自灸一些特定的穴位，能使人精力充沛、体魄强健、心情愉悦、延年益寿，起到防病保健的作用。

艾灸用于养生保健，历史悠久，历代医籍中大量记载了艾灸保健养生方法，《黄帝内经》中指出"灸则强食生肉"，说明灸法有增进食欲、促进机体生长的作用。宋代窦材的《扁鹊心书》更是大力提倡保健灸法，指出："人于无病时，常灸关元、气海、命门、中脘，虽未得长生，亦可保百余年寿矣。"并且认为："保命之法，灼艾第一。"明代杨继洲的《针灸大成》在预防中风时也主张："急灸三里、绝骨四处，各三壮。"

古人云："家有三年艾，医生不用来。"说的就是使用艾灸进行自我调治，四季皆可，尤以冬季为宜。下面介绍八种养生保健灸法。

预防感冒灸法

俗话说："感冒是百病之源。"感冒虽然不是什么大病，但可能会引发其他病菌的感染。中医学认为，"正气存内，邪不可干"，"邪之所凑，其气必虚"，得了感冒的人通常是因为正气不足，导致抵抗力下降，如果再感染其他病菌，对人体危害就更大了，尤其是儿童。所以预防感冒非常重要。

 选用穴位

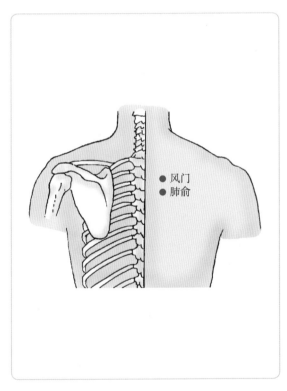

● 风门
● 肺俞

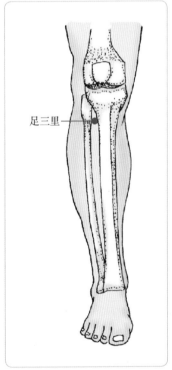

足三里

艾灸方法

Step 1 灸双侧风门穴

俯卧位，雀啄灸或温和灸，灸至脊背感到暖和，连灸 3 ~ 7 日。

Step 2 灸双侧肺俞穴

俯卧位，雀啄灸或用中艾炷蒜泥灸，灸至脊背感到暖和，连灸 3 ~ 7 日。

Step 2 灸双侧足三里穴

仰卧位或坐位，温和灸或雀啄灸，每穴灸 15 ~ 30 分钟，以穴位局部皮肤潮红为度。

专家点评

风门穴位于第 2 胸椎棘突下旁开 1.5 寸，灸风门穴有预防感冒和脑出血的功能，对肩背酸痛、颈部痉挛、头痛都有防治作用。肺俞是肺的背俞穴，有补肺气之功效。足三里为强壮保健要穴，只有身体健壮了，才能预防感冒。

贴心提示

1 要预防感冒，就要有一个良好的生活习惯，即俗话说的"早睡早起精神好"。

2 保证饮食的营养充足，还要注意忌口，减少公共场合的逗留时间，勤洗手。

3 心情舒畅、及时减压，也对预防感冒有很好的作用，并增加适当的锻炼来加强对疾病的抵抗力。

4 对曾有过中风病史者，每次灸风门 10 分钟，每天灸 2 ~ 4 次，可预防中风复发。

5 感冒初期，还可以用热水泡足法、呼吸蒸气法、冷水洗面法、按摩鼻沟法、热风吹面法、饮用姜茶法、体育健身法和搓手法等，均可以预防感冒或在感冒后减轻鼻塞症状。

延年益寿灸法

　　灸法在我国古代就用于延寿健身，被称为长寿健身术，《灵枢》记载："灸则强食生肉。"指灸法有增进食欲，促进人体正常发育之功。灸法是一种行之有效的健身方法，持之以恒，能够增强人体抵抗疾病的能力，推迟衰老的到来。现代科学证实，灸法能加强白细胞的吞噬能力，加速各种特异性和非特异性抗体的产生，提高其免疫效应，增强人体免疫功能。同时，灸法还能改善人体各个系统的功能，提高人体的抗病能力，从而有利于多种疾病的康复。经常施灸能对人体产生良性影响，使人青春常驻，延年益寿。

 选用穴位

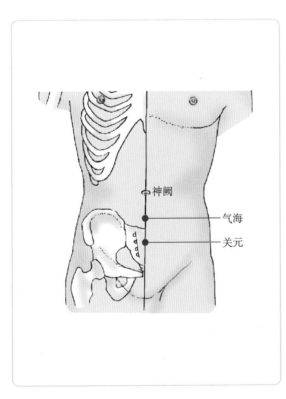

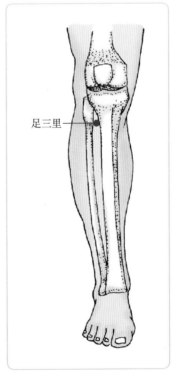

艾灸方法

Step 1　灸双侧足三里穴

仰卧位或坐位，温和灸，局部有温热舒适感时固定艾条不动，以灸至局部稍红为度，每日或隔日灸1次，每月可灸10次。

Step 2　灸气海、关元穴

仰卧位，温和灸，以局部皮肤潮红为度，每日或隔日灸1次，每月可灸10次。

Step 3　灸神阙穴

仰卧位，以肉桂粉或附子泥或蒜泥填满肚脐，上放小艾炷施灸，以局部皮肤潮红为度，每日或隔日灸1次，每月可灸10次。

专家点评

关元、气海、足三里是人体强壮保健要穴，每天艾灸一次，能调整和提高人体免疫机能，增强人的抗病能力。成书于宋代的《扁鹊心书》中说："人于无病时，常灸关元、气海、命门、中脘，虽不得长生，亦可得百年寿。"特别是女士，艾灸此3个穴位后，神清气爽，容光焕发，全身特别是小腹部十分舒畅（此种感觉一般要连续灸半个月后才明显）。所以古人把灸足三里叫做"长寿灸"。神阙又名脐中，灸此穴有温补元阳、健运脾胃、复苏固脱之效。常灸神阙穴可起到强壮体质、延年益寿的作用，对消化不良、腹泻、下痢、虚喘等有防治作用。《类经图翼》说："若灸至三五百壮，不惟愈疾，亦且延年。"《医学入门》说："凡一年四季各熏一次，元气坚固，百病不生。"

贴心提示

1. 足三里是成年人的强壮保健名穴，一般认为青少年不宜灸，须年过三十方可选用。

2. 灸足三里也可在每年的伏天进行，因伏天气候炎热，人体的阳气易于调动，所以伏天施灸具有"阳逢阳长"的作用，对于体质虚弱、阳气偏衰的人更为适宜。

3. 艾灸防老抗衰并非一朝一夕就能奏效，必须坚持数月或长年不断，才能取得惊人的效果。配合体育锻炼、饮食疗法等，效果更佳。

4. 秋冬季节可连续施灸，灸十余次后停10～20天，然后再灸。夏秋季可适当减少施灸次数。

补肾强身灸法

中医学认为肾为"先天之本"，肾不仅有主水液代谢的作用，还能主骨、生髓。补肾强身的作用在于滋补肾精肾气、培补元气、补养气血、平衡阴阳、调节内分泌。肾藏精气，肾的精气是产生"肾阴"与"肾阳"的物质基础，肾阴是人体阴液的根本，肾阳是人体阳气的根本。肾阴和肾阳对全身脏腑、器官起到滋润、温煦的作用，所以补肾对健身养生极为重要。

 选用穴位

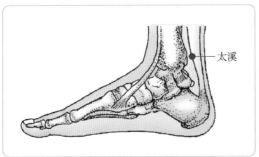

太溪

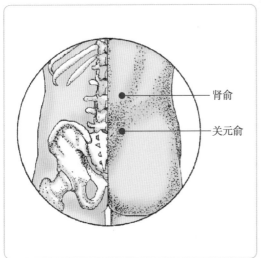

肾俞

关元俞

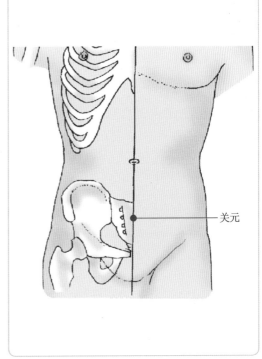

关元

艾灸方法

Step 1 灸太溪穴

仰卧位或坐位，温和灸，以局部皮肤红晕不起疱为度。

Step 2 灸关元穴

仰卧位，温和灸，以局部皮肤红晕不起疱为度。

Step 3 灸双侧肾俞、关元俞穴

俯卧位，温和灸，以局部皮肤红晕不起疱为度。

专家点评

太溪是肾经的原穴，配合肾的背俞穴，可以补肾之精气；关元穴（脐下3寸）能防病保健、强壮体质，对全身衰弱、少气乏力、精神不振、下腹部虚寒有防治作用，与关元俞相配能大补元气，元气根于肾，所以更能起到补肾的作用。

贴心提示

1. 该法用于小儿，可促进儿童的身体发育；用于中年人，可使肾之精气亢盛，则精力旺盛、身强体壮；用于老年人，能强劲筋骨、防止衰老，为养生保健的重要方法。

2. 该法对人体的呼吸、消化、心血管、生殖、神经、内分泌等系统的许多脏腑组织器官均有调整作用。

健脾和胃灸法

中医学认为，脾胃为"后天之本""气血生化之源"，脾胃的主要功能是进行营养物质的消化、吸收并且转化为人体所需要的气血津液等。脾胃功能正常，气血生化有源，气血就旺盛，身体才能健壮，从而延年益寿。

 选用穴位

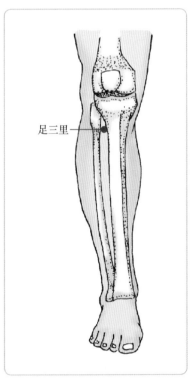

足三里

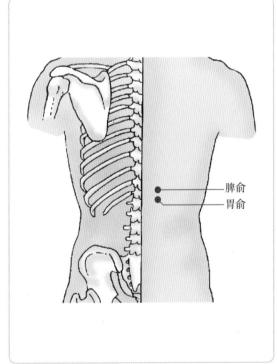

脾俞
胃俞

艾灸方法

Step 1 灸双侧足三里穴

仰卧位或仰靠坐位，回旋灸或雀啄灸，以感觉到热力渗透入皮下组织为度。

Step 2 灸双侧脾俞穴

俯卧位，回旋灸或雀啄灸，以感觉到热力渗透入腹腔为度。

Step 3 灸双侧胃俞穴

俯卧位，回旋灸或雀啄灸，以感觉到热力渗透入腹腔为度。

专家点评

足三里是胃经的合穴，胃俞是胃的背俞穴，脾俞是脾的背俞穴，三穴合用可健脾和胃，脾胃功能正常，气血生化有源，则身体必然健壮。

贴心提示

1. 应注意饮食，避免生冷，禁食荤腥油腻、辛辣，不可饮酒。

2. 注意腹部防寒保暖。

3. 每日在睡前可自行按摩腹部，能疏通气机、运行气血、温经止痛，左右各9圈，此为平补平泻之意。

4. 亦可搓双脚心，能调理胃肠功能，补肾纳气，增强机体的免疫力。

养心安神灸法

中医学认为："心为君主之官，神明出焉。"心又主血脉，心脏功能正常，血脉充盈，心神气血调和，精力才能充沛，思维才能敏捷，反之则会出现失眠健忘等症状，所以要重视"养心"，这也是预防心血管疾病的关键。

 选用穴位

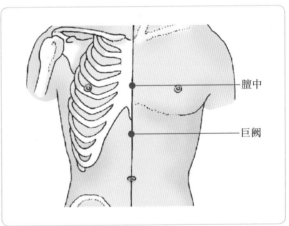

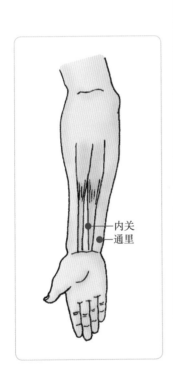

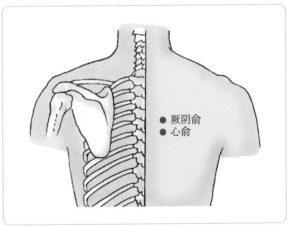

艾灸方法

Step 1　灸双侧内关、通里穴

仰卧位或坐位，温和灸或雀啄灸，以局部皮肤潮红为度。

Step 2　灸巨阙、膻中穴

仰卧位，温和灸或隔姜灸 3～5 壮，以局部皮肤潮红为度。

Step 3　灸双侧心俞、厥阴俞穴

俯卧位，隔蒜灸 5～7 壮，以局部皮肤潮红为度。

专家点评

通里穴是心经的络穴，与心的背俞穴心俞、心的募穴巨阙相配，可补养心血；内关是心包经的络穴，与心包的背俞穴（厥阴俞）、心包的募穴（膻中）共同起到养心安神的作用。诸穴共用，能补益精气、活血通脉、补养心血，改善心脏功能，镇静安神，促进睡眠，使人体的血脉充盈，心神气血调和，精力充沛，思维敏捷，是预防心血管疾病、养生保健、延年益寿的常用方法之一。对各种心血管系统疾病所致的心慌、头痛头晕、易疲劳、神经衰弱、失眠多梦、健忘等均能防治。

贴心提示

1. 伴有睡眠不好、梦多者宜在入睡前施灸。

2. 劳逸结合，不可过于疲劳。

3. 多吃鱼、虾等高蛋白低脂肪的食物和新鲜蔬菜、水果等富含维生素 C 的食物。

4. 保持精神愉快，避免过于紧张、兴奋、忧郁等。

眼睛保健灸法

眼睛是心灵的窗户，中医学认为，"肝开窍于目"，眼睛之所以产生视觉功能，主要来源于肝经阴血的濡养，如果肝经的阴血不足，就会出现双眼干涩、视物模糊，甚至出现夜盲症，所以眼睛的保健很重要，尤其是青少年，更要注意保健。

 选用穴位

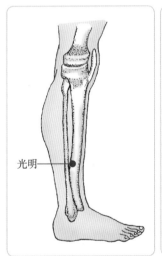

光明

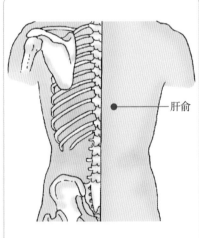

肝俞

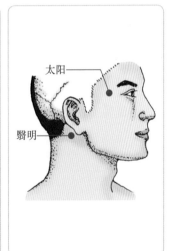

太阳

翳明

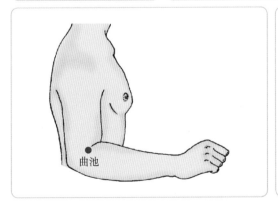

曲池

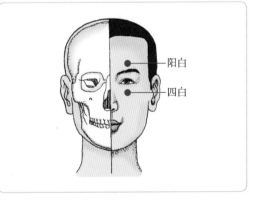

阳白

四白

艾灸方法

Step 1 灸双侧光明穴

仰卧位或坐位，温和灸或隔姜灸，以局部皮肤潮红不起疱为度。

Step 2 灸双侧曲池穴

仰卧位或坐位，温和灸或隔姜灸，以局部皮肤潮红不起疱为度。

Step 3 灸双侧肝俞穴

俯卧位，温和灸或隔姜灸，以局部皮肤潮红不起疱为度。

Step 4 灸双侧翳明、太阳、阳白、四白穴

仰卧位，温和灸，以局部皮肤潮红不起疱为度。

专家点评

光明穴是肝经的络穴，肝俞是肝的背俞穴，两穴相配可养肝明目。翳明是防治眼病的奇穴，阳白、四白是眼周局部的穴位，每次任选两个穴位艾灸，可以改善眼区的血液循环，保护眼睛。

贴心提示

1. 面部皮肤娇嫩，血管丰富，艾灸眼部周围的穴位时，热力不宜过猛，谨防烫伤。

2. 平时注意用眼卫生，劳逸结合。

3. 配合眼睛保健操或眼部按摩效果更佳。

4. 长期灸曲池，对保护眼睛很有利。

老年保健养生灸法

老年人由于阴气日减，阳气日衰，体内器官功能都会日趋衰退，这是导致老年人同时患有多种疾病的主要原因。所以，老年人平时进行有效的预防保健和调养很重要。用艾灸疗法扶助强壮阳气，很有益处。哪怕是旧疾在身，灸疗养生也能帮助老年人维持器官正常功能，截断旧病病程，预防新病再生。

 选用穴位

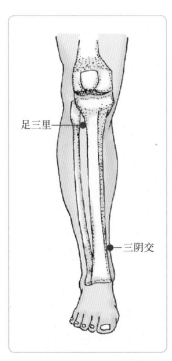

足三里

三阴交

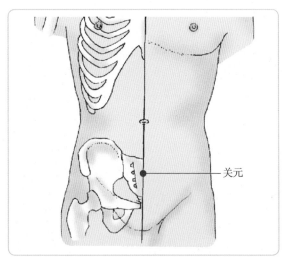

关元

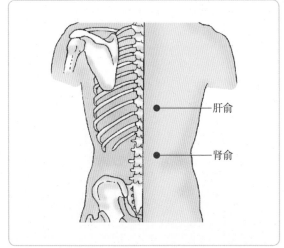

肝俞

肾俞

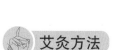 **艾灸方法**

Step 1 灸关元穴

仰卧位或坐位，温和灸，以局部皮肤潮红为度。

Step 2 灸双侧三阴交、足三里穴

仰卧位或坐位，温和灸，以局部皮肤潮红为度。

Step 3 灸双侧肝俞、肾俞穴

俯卧位，温和灸或隔姜灸，以局部皮肤潮红为度。

专家点评

关元穴是人体脾经、肾经、肝经在任脉的交会点，是一个能强壮人体的要穴。关元穴可以治疗一切阳虚证、气虚证，是扶助阳气、强壮身体的最佳穴位。三阴交是脾经、肝经、肾经相交汇之处，不仅能健脾，配合肝俞、肾俞还能滋养肝肾；足三里是保健要穴，二者配伍可培补元气。

贴心提示

1. 艾灸时一定要掌握火候，灸的时间要长，持续地温灸才能达到热量内透的效果。

2. 每次灸的时间一般 20 分钟左右，每周灸两次即可。

小儿强身保健灸法

　　小儿在生长发育过程中，许多脏腑的功能还不够健全，中医称之为脏腑娇嫩，形气未充，特别以肺、脾、胃的相对稚嫩为主。所以，婴幼儿易患肺系（即呼吸道）和脾胃的疾患，如伤风、感冒、发热、咳嗽、哮喘、腹泻、消化不良等。历代医家根据小儿这一生理特点提出了小儿保健的主要内容和方法，小儿艾灸保健就是其中之一，古代有"小儿每日灸身柱、天枢可保无病"的记载。

 选用穴位

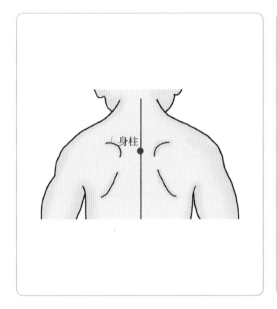

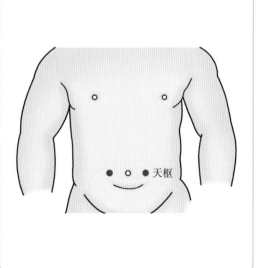

艾灸方法

Step 1　灸身柱穴

俯卧位，温和灸，初期可隔日灸，艾灸10次之后改为每周灸1次或每月1～2次，每次灸至皮肤微红即可。

Step 2　灸双侧天枢穴

仰卧位，隔姜灸，隔日或每周1次，灸至皮肤微红即可，一般灸1～3个月。

专家点评

身柱穴位于人体背部第3胸椎棘突下，为督脉之脉气所发，接近肺脏，属督脉，通于脑髓，艾灸此穴可达补气壮阳、治疗小儿消化系统疾病的作用。儿童做身柱穴保健灸，能促进发育，增强食欲，不易感冒。无论儿童或成人，常灸身柱穴既可固肺气又能补督脉之气。在防治慢性气管炎和哮喘中，有预防复发的远期效果。天枢穴位于肚脐旁，具有调理脾胃、理气和中之作用。

贴心提示

1.若小儿出生后体质较弱，可在出生后3～6个月开始灸身柱，每周或每月1次，灸3～12个月。

2.由于小儿皮肤娇嫩，对艾灸的温热度比较敏感，加上婴幼儿无知好动，不易配合，故在施灸过程中要格外小心。对不会说话或不能准确描述自我感觉的小儿，要特别留心观察，施灸者要将自己的手指置于穴位两旁的皮肤上，以感知艾灸热力的强弱，防止烫伤幼儿皮肤。